THE WILD REMEDY

How Nature Mends Us~A Diary

我被森林療癒了

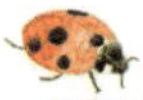

艾瑪·米契爾——著
Emma Mitchell
林大利——譯

一位憂鬱重症者的自我練習，
用365天與大自然建立連結，掙脫25年來的情緒泥沼

2AF373

我被森林療癒了：一位憂鬱重症者的自我練習，用365天與大自然建立連結，掙脫25年來的情緒泥沼
The Wild Remedy: How Nature Mends Us - A Diary

作　　者　Emma Mitchell
譯　　者　林大利
責任編輯　單春蘭
版面編排　郭哲昇
封面設計　陳語萱
資深行銷　楊惠潔
行銷主任　辛政遠
通路經理　吳文龍
總 編 輯　姚蜀芸
副 社 長　黃錫鉉
總 經 理　吳濱伶
發 行 人　何飛鵬
出　　版　創意市集 Inno-Fair
　　　　　城邦文化事業股份有限公司
發　　行　英屬蓋曼群島商家庭傳媒股份有限公司
　　　　　城邦分公司
　　　　　115台北市南港區昆陽街16號8樓

城邦讀書花園　http://www.cite.com.tw
客戶服務信箱　service@readingclub.com.tw
客戶服務專線　02-25007718、02-25007719
24小時傳真　02-25001990、02-25001991
服務時間　週一至週五9:30-12:00，13:30-17:00
劃撥帳號　19863813　戶名：書虫股份有限公司
實體展售書店　115台北市南港區昆陽街16號5樓
※如有缺頁、破損，或需大量購書，都請與客服聯繫

香港發行所　城邦（香港）出版集團有限公司
香港九龍土瓜灣土瓜灣道86號
順聯工業大廈6樓A室
Tel：(852)25086231
Fax：(852)25789337
E-mail：hkcite@biznetvigator.com

馬新發行所　城邦（馬新）出版集團 Cite (M) Sdn Bhd
41, Jalan Radin Anum, Bandar Baru Sri Petaling, 57000 Kuala Lumpur, Malaysia.
Tel：(603)90563833
Fax：(603)90576622
Email：services@cite.my

製版印刷　凱林彩印股份有限公司
初版1刷　2025年6月
I S B N　978-626-7683-16-3
E I S B N　978-626-7683-12-5 (EPUB)
定　　價　新台幣450元
電子書定價　新台幣338元

※廠商合作、作者投稿、讀者意見回饋，請至：
創意市集粉專　https://www.facebook.com/innofair
創意市集信箱　ifbook@hmg.com.tw

國家圖書館出版品預行編目資料

我被森林療癒了：一位憂鬱重症者的自我練習，用365天與大自然建立連結，掙脫25年來的情緒泥沼 / Emma Mitchell著；林大利譯. -- 初版. -- 臺北市：創意市集出版：城邦文化事業股份有限公司發行, 2025.06
面；　公分
譯自：The Wild Remedy : How Nature Mends Us - A Diary
ISBN 978-626-7683-16-3(平裝)
1.CST: 自然療法 2.CST: 憂鬱症 3.CST: 森林

418.96　　114004723

Printed in Taiwan

目錄

For Rachael

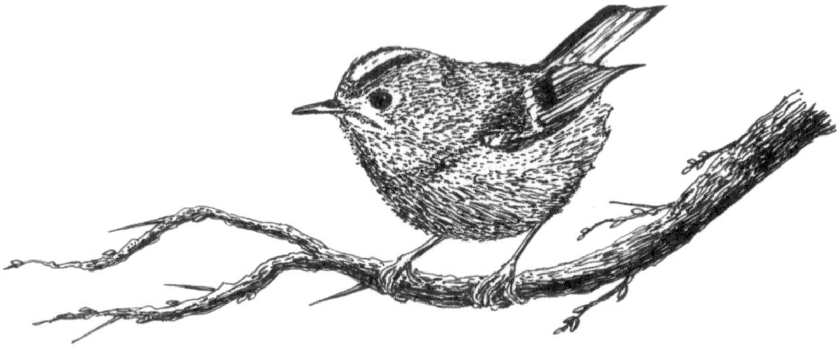

序

我不打算拐彎抹角：我罹患憂鬱症已經二十五年了。有時候，我的大腦彷彿陷入了負面情緒的泥沼而難以掙脫；又有些日子，彷彿濃厚烏雲籠罩，壓抑著我的思緒，竊取了我的動力。無論憂鬱如何表現，都令我感到難以行動，總會有種想窩在家裡、裹在棉被裡、靠近 Netflix。我知道，如果強迫自己從沙發上爬起來，陰霾可能會稍微散去一些；如果我走出門，走到小屋後方的樹林裡，這些灰暗的想法可能不會完全消失，但它們一定會退居次要地位。對我來說，每天在植物和樹木之間散步，對我的療效如同任何心理治療或藥物療法。我知道這聽起來像維多利亞時代療養院的自我療癒手冊，有些確實附和著舊時代嚴格療法。但直到去年，我才真正意識到，身處於綠色環境中多麼有益，哪怕只有五到十分鐘。只要走出家門，看到小屋對面的黑刺李和椴樹，就會觸發一股放鬆的感覺，我只能以神經元訊號描述：那是一種無形、無聲的大腦反應，既舒緩又療癒。

當然，我並不是第一個注意到在戶外散步能感到安慰的人。文學作品中充滿了有關在鄉村漫步以緩解憂鬱、激發創意和促進康復的敘述。19 世紀的丹麥哲學家、詩人和神學家索倫 · 齊克果（Søren Kierkegaard）極度讚揚每日散步的益處：「我每天都會出門走走，讓自己走入健康狀態，逐步遠離所有疾病；我讓自己慢慢往最好的方向去思考，沒有任何想法沉重到無法在散步中擺脫。」

伊麗莎白・馮・阿尼姆（Elizabeth von Arnim）在 1920 年代寫了我最喜愛的小說之一《魔法四月》（The Enchanted Apri），她對鄉村散步的感受與我不謀而合：「如果你不是用自己的雙腳走到某個地方，那麼會太快抵達目的地，錯過路旁無數等待你的細微樂趣。」

當我從家門口步行大約半英里，走到村莊樹林的入口，沿著修剪整齊的小徑在樹木間穿行。我開始注意到植物正在結種子或開花，尋找那些部分藏在石灰質土壤中，森林蔥蝸牛的殼；或瞥見一隻山羌驚慌逃走的樣子。我看見小屋對面的椴樹時，精神舒緩的感受會加倍增強。我全神貫注於樹林中每一隻有葉子、會爬行、或是會飛翔的生物。隨著每個吸引我關注的細節、隨著我每走一公尺，日常喧囂的煩惱聲似乎變得越來越微弱，而憂鬱的迷霧也開始逐漸消散。

我記得小時候蹲在北威爾斯的祖父母家附近的矮樹叢旁，凝視著一團英國藍鈴花的花苞、山楂葉、金錢薄荷的尖刺和原拉拉藤的幼苗，它們交織而出的圖樣、展示出無數種綠蔭，都令我感到驚奇且心生著迷。從小，這些嬌小但複雜的植物混合生物體，首次將我的神經元推入一種歡欣的敬畏模式。我記得當時感覺就像有個氣泡在我的腦海中膨脹，幫助我於那些艱困的日子分散注意力，過去如此，現在依然如此。如果我注視的場景中，突然出現一隻飛蛾或甲蟲，專注於某些行程或任務，那麼驚艷的感受便會更加強烈。非常小的故事在我面前展開：我看見那隻生物生命中的一個片段，並感到無比興奮和榮幸能目睹這一刻。即便如今四十六歲的我，仍會蹲下來仔細觀察那些微小卻精緻的植物或地衣，生長在鄧傑內斯角的鵝卵石上，或是在潮池中敏捷游動的小生物。19 世紀的詩人約翰 · 克萊爾（John Clare）稱這種行為為「低下身子」，他也這麼做，坐在野生植物中，從一隻田鷚巢的視角觀察自然世界。這種身心沉浸於自然的體驗，啟發也激發他的詩作。

看到一條小徑在榛樹間緩緩彎曲，一片高大的山毛櫸林，或是多塞特郡貝殼灣的白沙和靜謐的水面，還有坎布里亞郡宏偉而柔和的霍吉爾丘陵，這些景象無疑讓人感到振奮與美好。或許，一隻藍山雀或一株野生蘭花現身，會吸引我們走到戶外，無數文學作品也敦促我們，如果想驅散憂鬱，就該往鄉村去。然而，大自然似乎賦予我們這樣的正向情緒，是否有科學依據呢？當我們在山丘上散步，或者在五月走進英國藍鈴花的樹林裡時，是否有可測量的身心變化？答案是肯定的。2007 年，馬德里大學和挪威生命科學大學的聯合研究顯示，僅僅是看到自然景觀，就能使壓力或精神疲勞加速恢復，並促進疾病康復。2017 年，艾克斯特大學發表的研究證明，城市景觀中的植群，能降低城市居民的憂鬱症狀、焦慮和感知壓力的程度，同一系列研究還顯示，花時間在戶外能緩解低落的情緒。

近年來，一個來自日本和中國的概念吸引了大家的注意，那就是「森林浴」(Shinrin-yoku)。這是一種常見的做法，始於 1980 年代初期，主要是花時間在森林裡，「沐浴」在大自然的氛圍中，以促進身心健康。大約四分之一的日本人曾經在 48 條官方指定的森林浴步道上嘗試過這種療法。當我第一次讀到這個概念時，感到非常興奮。這正是我剛才描述的過程：我每天所做的事情，用來緩解我低落的情緒，而在遙遠的另一個大陸和不同的文化中，這種以植物為基礎的自我療癒方式，是數百萬人用來減輕身體和精神疾病的症狀。在日本，當人們感到不適時，尋找樹木和植物，並不比在英國去藥房買些布洛芬來得稀奇。

近年來，聚焦於「森林浴」現象的後續研究顯示，在綠色環境中散步對身體的諸多系統有直接且正面的影響。身處於大自然中，尤其在森林裡度過一段時間的受試者，能降低血壓、使壓力荷爾蒙「皮質醇」的程度下降、得以緩解焦慮、也能減緩心跳。受試者的交感神經系統的活動減少，這是負責我們面對壓力時的「戰或逃」反應的系統。同時，有一種稱為「自然殺手細胞」的白血球，其活動程度也有所增加。這些細胞能摧毀受病毒感染的細胞，以及某些癌細胞。這些生物化學變化在參加研究的受試者身上持續一個月。然而，當他們在城市中度過相同時間時，這些效果並未出現。我看到小屋對面的樹木時，精神放輕鬆的感受，不僅僅是因為我喜歡欣賞美麗的樹林景觀；也是我正在經歷真實的生理反應，對我的生理與心理產生影響。

野外環境究竟透過哪些生物化學機制來緩解憂鬱並改善人類健康？進一步的研究正開始提供具體的線索：許多種植物會產生揮發性的化合物和油脂，統稱為「芬多精」（phytoncides），用來抵抗病毒和細菌的感染。研究「森林浴」現象的學術團隊發現，吸入芬多精會對我們的免疫、內分泌（荷爾蒙）、循環系統和神經系統產生類似的影響。這些植物油脂不需要濃厚的芳香氣息，就能對我們的身體產生作用，事實上，大多數都不是。五月時，樹籬間那股清新的「綠色」氣味，正是來自多種植物芬多精的組合。當我們在野外度過時光，會不自覺吸入這些芬多精。

當我們探討血清素濃度時，會發現更多線索。血清素是一種在大腦中傳遞神經訊號的化合物，而憂鬱症患者的血清素濃度會降低。雖然目前還不清楚，這樣的變化是情緒的低落原因還是結果，而且大腦中還有其他機制影響情緒調節，但血清素與人類情緒之間似乎確實有所關聯。人類與大自然的互動，已證明會影響血清素的濃度。實際上，只是在戶外就能產生影響：當陽光照射到皮膚或眼睛的視網膜時，會觸發血清素釋放，而且在較明亮的日子裡，釋放的血清素濃度會更高。正是因為從十一月到三月陽光減少，導致了一些人出現冬季憂鬱症或季節性情感障礙（Seasonal Affective Disorde, SAD）。我也容易受到這種季節性情緒低落的影響，讓冬季變得格外具挑戰性。

另一個更令人驚訝的方式，與大自然的互動，是透過土壤影響我們的血清素濃度。當人類接觸到無害的土壤細菌，如牝牛分枝桿菌（Mycobacterium vaccae）時，來自這些細菌的細胞壁上的蛋白質，會促使我們大腦中特定群體的神經細胞釋放更多的血清素。因此，拔一點雜草似乎不僅有意於維持庭院邊緣整潔，對情緒健康也有幫助。

最後，當我們進行一些輕度運動，例如散步時，腦內啡會釋放到血液中。腦內啡是一種神經傳導物質，能減少疼痛感並產生輕微的欣快感，這是一種溫和、自然的「愉悅高峰」。當這些腦內啡與陽光的影響、植物釋放的化合物、以及土壤中有益細菌共同發揮作用時，在庭院、田野或森林中散步，就像是從一個隱形的大自然醫藥櫃中取藥。科學研究還在不斷進展，顯然還有許多尚待發現的結果，但我對這個想法深感著迷：當我徘徊在樹木和植物之間時，我的大腦、荷爾蒙和神經系統的化學平衡正在發生變化，這能影響我的思想基調和心理健康。我無數次感受到在野外散步時，周圍環境的療癒效果，並且知道在黑暗的日子裡，我還能做點什麼來幫助自己，這讓我感到欣慰。

對我來說，真正改變我心理狀態的是這樣的組合搭配：將目光投向大尺度的地景元素，然後再低頭仔細觀察存在於樹椿或草叢邊，小而精緻的微觀世界。散步時，我的思維進入了極其謹慎的觀察狀態。我尋找植物、空的蝸牛殼、漿果和花萼。當我這樣做時，我覺得自己彷彿在這些小細節中徜徉，深深沉浸在周圍的環境中。我強烈感受到這是一種古老的覓食本能；它分散我的注意力，似乎壓制了煩惱，並將我的思緒扎根於當下。我將這種行為視為一種野外瑜伽，而我的搜尋最終會獲得一些季節性的常見植物、花朵和自然發現的蒐集品，這些東西我會拍照並珍藏起來。

幫助我解碼在散步中看到的植物混合生物體，並為葉子和花朵命名的書，是 1978 年我在祖父的書架上找到的一本書。書的防塵封面吸引了我，上面覆蓋著一幅美麗的野玫瑰圖案，包括果實和葉子。我隨意翻開一頁，進入植物學的奇境。《簡明英國彩色植物圖誌》（The Concise British Flora in Colour）中的許多插圖，與三月時樹籬下的景象或六月中旬的森林林床非常相似，當時的我為之著迷，至今仍然如此。這本書的作者，威廉 ‧ 凱布爾 ‧ 馬丁牧師（Reverend William Keble Martin，1877-1969），從二十幾歲開始畫英國野花的水彩畫，而這本書在他 88 歲時出版。他幾乎將一生奉獻給這本精美的圖誌，書中的插圖囊括了他超過 1,400 幅小型畫作。每幅畫單獨看來，都靜謐而美麗，並且帶著植物學該有的精確水準，幫助了成千上萬的讀者，辨識假日在野外田間或路邊石縫中發現的植物。然而，當這些畫作集合在每一幅圖版上時，更是呈現出令人驚嘆的美感。

凱布爾 · 馬丁的畫作中，那錯綜複雜、有時顯得糾結的排列方式深深吸引著我，讓我不斷回到書中的頁面。他彷彿在每一頁建構了一幅場景，讓植物們在競爭光線、在墓園邊緣、或一片荒地的雜亂角落中尋找自己的空間。如果你站在樹林中抬頭看天空，會注意到樹枝之間並不會重疊。它們的生長會在某處停止，留下一條小小的縫隙，這就是所謂的「樹冠羞避」現象。彷彿有某種交流存在於樹木之間，讓它們在有限的空間中，協議將陽光的利用效率最大化。馬丁的野花畫作也呈現了這種「樹冠羞避」的縮影。書中植物的排列方式，體現了數百個小時的研究，探討野生植物如何彼此生長、互相影響的關係。

凱布爾 · 馬丁那美麗且自然的構圖表現，在我憂鬱情緒壓倒一切的日子裡，僅僅看一眼《簡明英國彩色植物圖誌》中的插圖，就能帶來與我置身鄉間時相似的舒緩感受。當憂鬱症狀讓我的思緒陷入精神上的寒冬時，我會打開這本書，讓我不必離開客廳就能窺見春天。這本書是用紙和墨製成的抗憂鬱藥物。

渴望置身於自然，凝視植物、昆蟲、貝類、鳥類和哺乳動物，或是將牠們和牠們留下的痕跡帶回家的同時，我也感到一種強烈的衝動，想要以某種方式記錄我所見到的事物。攝影通常能滿足這種需求，但我經常感到需要親自描繪那些我特別熟悉的物種。我想，這或許是我們的祖先將觀察和獵捕的動物，畫在居所或洞穴牆上的衝動的轉變，例如法國拉斯科洞穴的那些壁畫。也許那些畫作是為了展示畫家對那些動物的巨大敬意，以及牠們所帶來的敬畏感；這正是為什麼我在散步後會拿起鉛筆或鋼筆的原因。那些洞穴畫作可能也源自於對某些物種提供食物來源的感激。我必須強調，我並不食用我所畫的任何生物：這本書的製作過程中並沒有烤過田鼠，但如果我看到一隻歐洲鴝，我會感到興奮；那一瞥可以幫助我緩解憂鬱，而我熱衷於畫下那隻歐洲鴝，也許是為了讓這種效果能持續得更久一些。

在我的第一本書《冬日手作（暫譯）》（Making Winter）中，我寫到手作活動對心理健康的益處。我發現，放鬆心情素描一株薺菜，為一隻戴菊鳥畫水彩畫，或是蒐集標本來製作常見植物的標本集。對我的心靈而言，和散步本身同樣具有撫慰作用。畫出一隻北雀鷹的鉛筆素描，即使不是完美的，也能有效讓我的思緒從那些艱難、黑暗的想法中轉移，並且那種輕柔而重複的觀察與繪畫過程，比完美的結果重要得多。目睹自然景象的療效與我花時間記錄所見之事似乎在某種程度上產生了協同效應。我無法寫一本關於一整年自然散步的書，而裡面卻沒有我的畫作、繪圖和照片。

當我花時間在野外或庭院裡，觀察植物、樹木和野生動物的細節時，我的憂鬱症狀會有所緩解，這已經成為自我療癒的方式。然而，我絕對不會建議用徘徊在野薔薇旁來取代標準的治療方法：我依賴抗憂鬱藥物和心理治療來防止我的病情變得難以承受。但憂鬱症對我的影響會隨季節和日常壓力程度而變化。我發現，抗憂鬱藥物和治療提供的基本緩解，有時不足以阻止我的思緒墜入深淵。在這些時候，走在榛樹和山楂樹之間，能幫助降低我的皮質醇濃度，並引發我所需的神經傳導物質的變化，從而抵禦那隻「黑狗」（憂鬱症的隱喻）。即使是在感覺良好的日子裡，每星期多散步幾次似乎也會產生累積的效果，有助於使情緒低落的時刻不那麼劇烈。

當生活還算平穩時，走進樹林或田野散步，可以幫助你度過那些偶爾到來的無聊日子和充滿壓力的時刻。而當生活變得持續疲憊不堪，痛苦像黏稠的重物壓在你身上，你感到極度悲傷和憂鬱時，踏入一片綠意盎然的場域，看到其中的小鳥，也許能轉移你的注意力，開始治癒你的心靈。如果你面對一個像末日般的最後期限之日，待辦事項長得像 M4 高速公路，或者你正等待抗憂鬱藥物發揮療效，這是你可以嘗試的方法。我的希望是，如果低落情緒讓你無法離開沙發或床，讓你感覺像是在悲傷的糖漿中舉步維艱，閱讀我所見的事物，欣賞本書中的照片和插圖，或許會鼓勵你出去尋找屬於你自己的小型螺貝或鼬貂，而帶來一些慰藉。如果可以的話，散步吧；走出去，或推自己出去，去尋找那片綠色，去尋找那些毛茸茸的或羽毛覆蓋的小精靈，即使是在你的後院。這真的會有所幫助。

這本書記錄了一年中我從小屋外出時所見到的景象，不論是在那些我幾乎無法克服困難走出門的日子，還是在一切順利，陽光和鳥鳴呼喚著我的日子。我所描述的發現並不算特別罕見：沒有近距離接觸金鵰，我也沒有與蘇格蘭的歐亞斑貓亞種成為朋友。除非為了找到一株嬌小的蘭花而爬上山坡之外，書中寫到的物種都相對常見，許多甚至可以在城市公園中看到。我寫的是：站在一片如寶石般的秋季落葉地毯上、發現剛剛冒出的花序、或目睹一隻北雀鷹掠過收割後的田地，會如何帶來慰藉。正如小說家艾麗絲 ・ 沃克（Alice Walker）所寫：「我在很小的時候就明白，在大自然中，我感受到所有我應該在教堂裡感受，但卻從未感受過的情感。」

如果你想更深入了解本序言中提到的研究內容，書後附有延伸閱讀的參考資料。

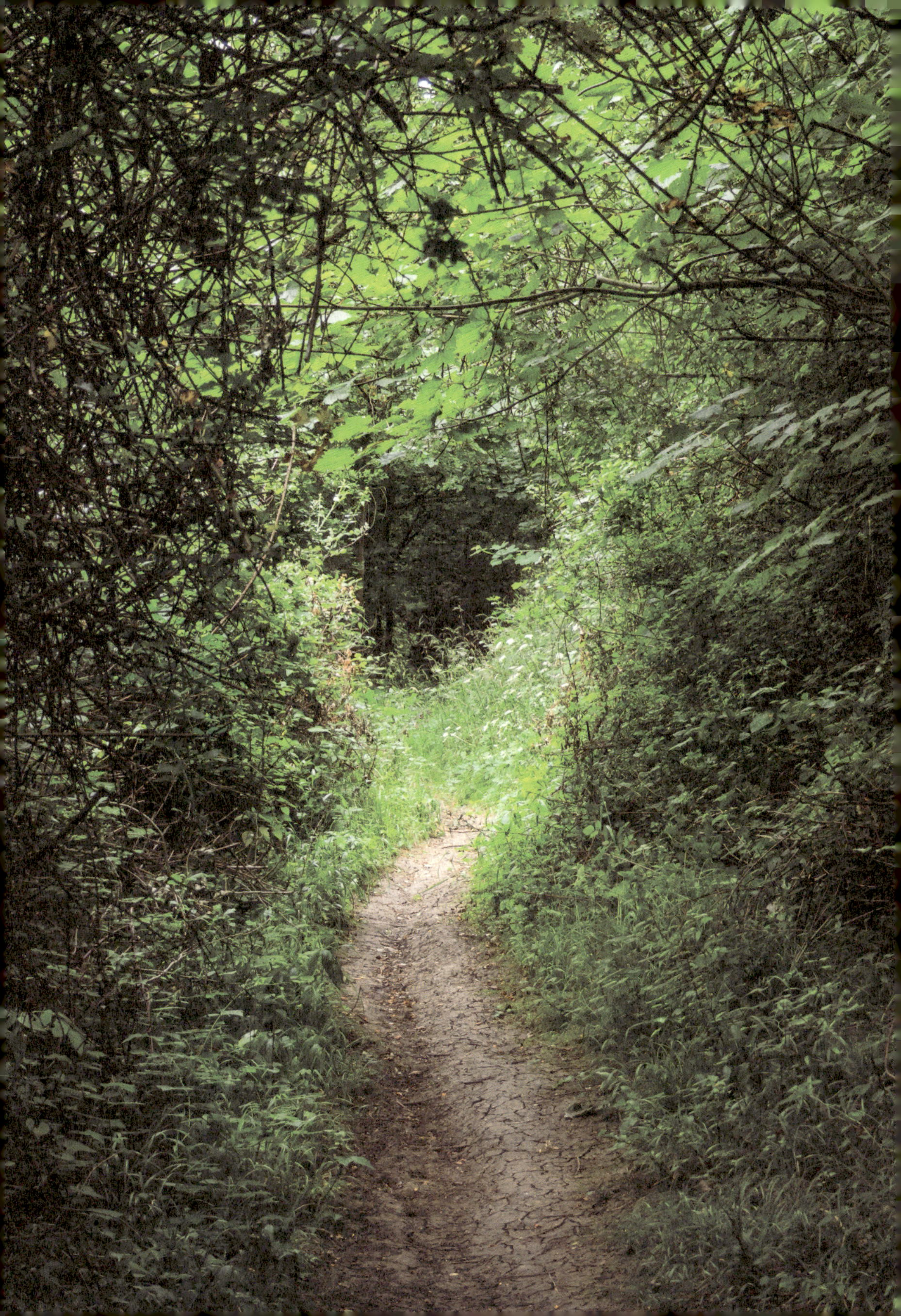

書中的動物與植物

（觀察到的主要生物）

關鍵詞：
其他俗名
集合名詞

十月

長莖飛蓬（*Erigeron acer*）
原拉拉藤（*Galium aparine*）； bort, bedstraw, sticky weed, sticky bobs, sticky willy, sticky weed, goosegrass, grip grass
條斑赤蜻（*Sympetrum striolatum*）
矢車菊（*Centaurea nigra*）
田鶇（*Turdus pilaris*）；一隻突變個體
戴菊鳥（*Regulus regulus*）
白眉歌鶇（*Turdus iliacus*）

十一月

山毛櫸（*Fagus*）
黑刺李（*Prunus spinosa*）；果實名：sloes
栓皮槭（*Acer campestre*）
山楂（*Crataegus spp.*）；May, May blossom, mother-die, quickthorn
榛樹（*Corylus avellana*）
北雀鷹（*Accipiter nisus*）
歐洲衛矛（*Euonymus europaeus*）
犬薔薇（*Rosa canina*）；dog rose

十二月

小辮鴴（*Vanellus vanellus*）；peewit, teewit, teuchitt, green plover
銀喉長尾山雀（*Aegithalos caudatus*）；bumbarrel, flying teaspoon, silver-throated dasher, long-tailed pie, oven bird, hedge jug; zephyr
歐洲狍鹿（*Capreolus capreolus*）
綿毛莢蒾（*Viburnum lantana*）
西洋蓍草（*Achillea millefolium*）；nosebleed plant, sanguinary, old man's pepper, milfoil, soldier's woundwort, gordaldo, thousand-leaf

一月

西方倉鴞（*Tyto alba*）；golden owl, white owl, monkey-faced owl
竊衣（*Torilis spp.*）
小白鷺（*Egretta garzetta*）
縱紋腹小鴞（*Athene noctua*）
山羌（*Muntiacus reevesi*）
七星瓢蟲（*Coccinella septempunctata*）；ladybug, red cow, alder warbler, lady cow, god's cow, lady's hen
灰林鴞（*Strix aluco*）；screech owl, beech owl, brown owl; parliament

二月

黃花柳（*Salix caprea*）；pussy willow
歐洲報春（*Primula vulgaris*）
雪花蓮（*Galanthus spp.*）；candlemas bells, fair maids of February, flower of hope
起絨草（*Dipsacus fullonum*）
紅葉李（*Prunus cerasifera*）

三月

歐洲椋鳥（*Sturnus vulgaris*）；stuckie, starnil, starnie, starn

四月

家燕（*Hirundo rustica*）
歐亞黑鶇（*Turdus merula*）；blackbeep
林岩鷚（*Prunella modularis*）
紅額金翅雀（*Carduelis carduelis*）；sheriff, goldie; charm
大山雀（*Parus major*）
家麻雀（*Passer domesticus*）；spuggy/spug, spadger; quarrel, flutter, knot
歐亞橿鳥（*Garrulus glandarius*）；scold, party
牛舌櫻草（*Primula elatior*）
熊蔥（*Allium ursinum*）；ramsons
叢林銀蓮花（*Anemone nemorosa*）；windflower, smellfox

五月

英國藍鈴花（*Hyacinthoides non-scripta*）
峨參（*Anthriscus sylvestris*）；keck, wild-beaked parsley, wild chervil, mother-die
黃花九輪草（*Primula veris*）；cowslop（meaning cowpat）
粟米拉拉藤（*Galium mollugo*）
粗糙蓬子菜（*Galium verum*）；bedflower
普通夜鶯（*Luscinia megarhynchos*）
法國菊（*Leucanthemum vulgare*）；dog daisy, moon daisy, moon penny
栗根芹（*Conopodium majus*）；kippernut, hawknut, earth chestnut, groundnut, earthnut
褐礦蜂（*Andrena fulva*）
野薄荷（*Origanum vulgare*）
歐亞路邊青（*Geum urbanum*）

六月

蜂蘭（*Ophrys apifera*）
琉璃苣（*Borago officinalis*）
歐洲百里香（*Thymus serpyllum*）
普藍眼灰蝶（*Polyommatus icarus*）
紫斑掌裂蘭（*Dactylorhiza fuchsii*）
仙女亞麻（*Linum catharticum*）
勿忘草（*Myosotis spp.*）
歐洲五舌草（*Pentaglottis sempervirens*）
大牛防風（*Heracleum sphondylium*）
歐洲莽眼蝶（*Maniola jurtina*）
普通遠志（*Polygala vulgaris*）
凌風草（*Briza spp.*）
紅色剪秋羅（*Silene dioica*）
潘非珍眼蝶（*Coenonympha pamphilus*）
帕眼蝶（*Pararge aegeria*）
蕁麻蛺蝶（*Aglais urticae*）
小黃鼻花（*Rhinanthus minor*）

七月

朱砂蛾（*Tyria jacobaeae*）
歐洲龍牙草（*Agrimonia eupatoria*）；church steeples, sticklewort
日本鬼燈檠（*Centaurium erythraea*）
歐洲鏈眼蝶（*Pyronia tithonus*）
歐洲燈螢（*Lampyris noctiluca*）
歐洲山蘿蔔（*Knautia arvensis*）
加勒白眼蝶（*Melanargia galathea*）
歐亞夜鷹（*Caprimulgus europaeus*）；moth hawk, night swallow, razor grinder, flying toad
小紅蛺蝶（*Vanessa cardui*）
阿芬眼蝶（*Aphantopus hyperantus*）
珍珠梅斑蛾（*Zygaena filipendulae*）
歐洲豹弄蝶（*Thymelicus sylvestris*）
南歐藍晏蜓（*Aeshna cyanea*）
歐洲白鸛（*Ciconia ciconia*）
野胡蘿蔔（*Daucus carota*）；Queen Anne's lace

八月

橡實藤壺（*Semibalanus balanoides*）
等指海葵（*Actinia equina*）
灰側鱗石鱉（*Lepidochitona cinerea*）
穴棲無眉鳚（*Lipophrys pholis*）；shanny, sea-frog, shan, rocky, bunner
厚殼玉黍螺（*Littorina littorea*）
普通濱蟹（*Carcinus maenus*）；cast
普通褐蝦（*Crangon crangon*）
歐洲鰈（*Pleuronectes platessa*）
普通柳穿魚（*Linaria vulgaris*）；butter and eggs, dead men's bones, doggies, false flax, gallwort, impudent lawyer, monkey flower, lion's mouth, snapdragon

九月

旋花綬草（*Spiranthes spiralis*）
歐洲河堤田鼠（*Myodes glareolus*）
懸鉤子（*Rubus spp.*）；bramble
普通蟾蜍（*Bufo bufo*）；knot, knab, nest
魔噬花（*Succisa pratensis*）
歐亞鷦鷯（*Troglodytes troglodytes*）；chime
小米草（*Euphrasia spp.*）
歐洲莢蒾（*Viburnum opulus*）；dogberry, water elder, crampbark, snowball tree
壁蜂（*Osmia spp.*）

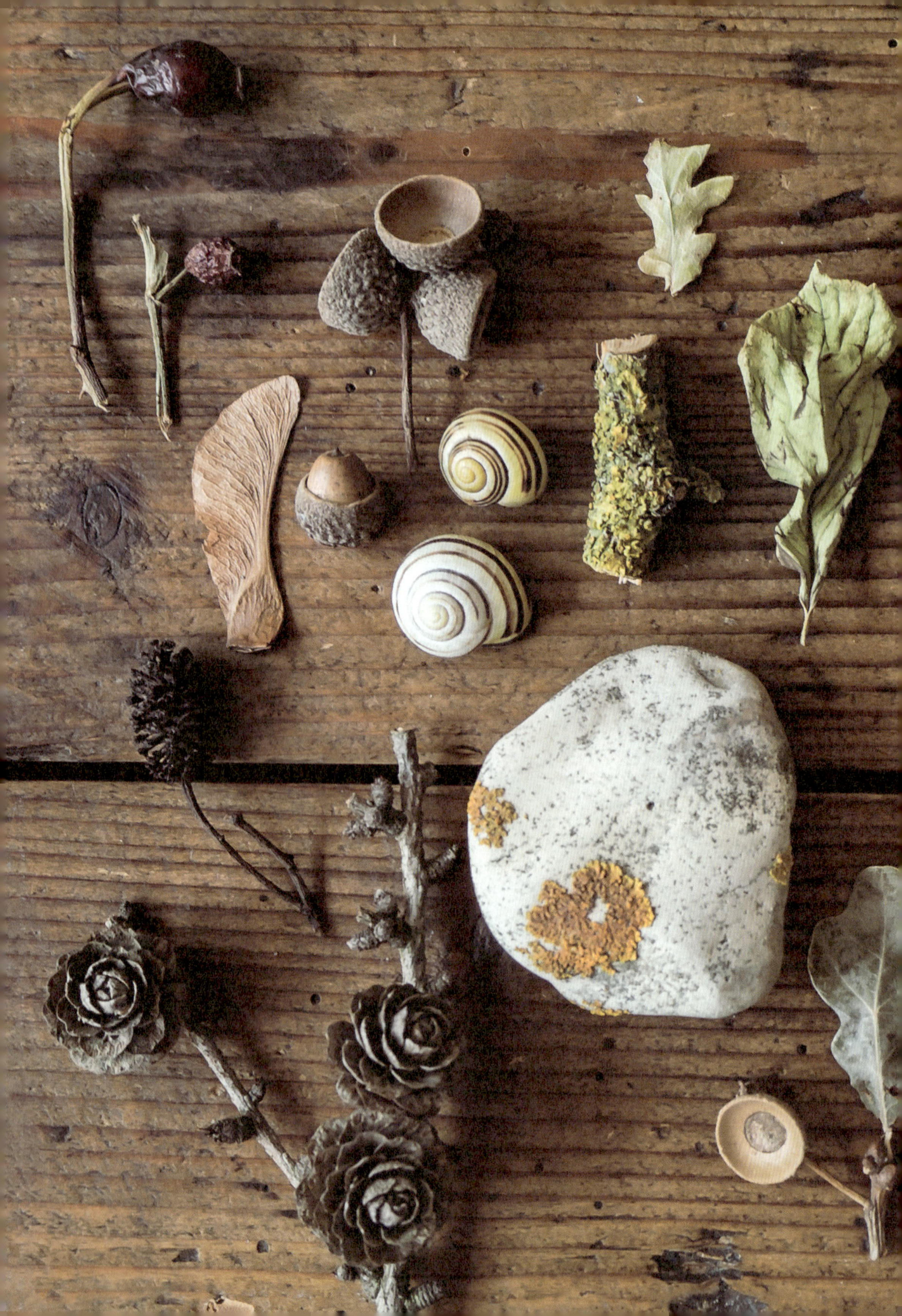

10月

落葉鋪滿地、
度冬鶇抵度冬地。

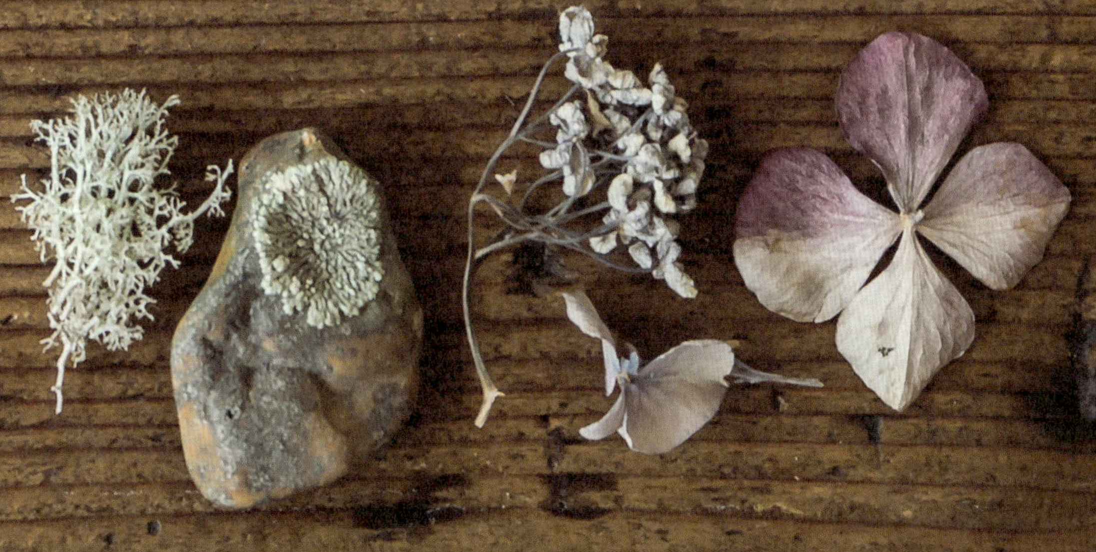

我走出小屋，陽光帶著年度交替時節特有的柔和與流動感。第一場降霜將禾草覆上一層細緻的白霜，清晨的空氣冰冷刺鼻，卻帶著一絲令人愉悅的微痛感。那濃郁而幾乎讓人垂涎的落葉腐植土氣味在樹間縈繞，最後一批家燕正在離去。秋天到了。

安妮是我們十個月大的瘦長救援犬，也是我許多散步行程中的夥伴。她的毛色像太妃糖、有修長的腿、熱愛乳酪和歐亞獾的糞便，是個精力無窮的森林愛好者。如果我在早餐後的工作事務上拖得太久，她會發出哀怨的低鳴，嘴裡叼著牽繩在客廳裡四處奔跑，甚至將鼻子插進我手指與鍵盤之間，阻止我繼續打字，因為她太渴望我們的晨間散步了。一旦進入樹林，我會停下來觀察一隻瓢蟲，或拍一張竊衣的照片，她則忙著執行無盡的巡邏任務：檢查松鼠爭吵的那棵樹，嗅聞山羌穿過樹籬時留下的獸徑（小型哺乳類類動物在枝葉間踩出的狹小通道，英文稱為 smeuse）。她會在落葉飄落的時候猛撲過去，也會尋找腐爛的蘋果來啃，或找到狐狸糞便用來「裝飾」自己。她完全沉浸在森林裡，我想，她似乎回到了灰狼祖先的狀態，與每一種氣味交流，甚至試圖與她的身體融合。

今年十月的開端，天氣與五月或六月別無二致。氣溫暖和到可以穿短袖，走在林間小徑上，陽光溫暖而和煦。這段異常的晴朗天氣讓我的心情格外愉快。陽光似乎在我的大腦中調整了某些改變情緒的神經傳導物質，我感到前所未有的輕快。當樹林如此美麗時，晨間散步根本不需要費力激勵自己。在林子的遠端，小徑穿過樹叢後打開了一片空地，這裡最後幾株歐洲山蘿蔔的花以淡淡的藍紫色為逐漸枯黃的草地增添了一抹亮色。而矢車菊在本季的開花期已經結束，那是今年早些時候還有無數蝴蝶和蜜蜂在上面覓食、交配。矢車菊的花萼看起來像迷你的松樹毬果，木質鱗片交疊排列，令人賞心悅目。散步時，我經常感到一種衝動，想蒐集、拍攝並記錄我所發現的東西，有時則只是靜靜的沉浸在周圍的環境中。今天，我有一種強烈的念頭，想畫下這些小型毬果般的花萼，因此我採了一些，準備帶回家。

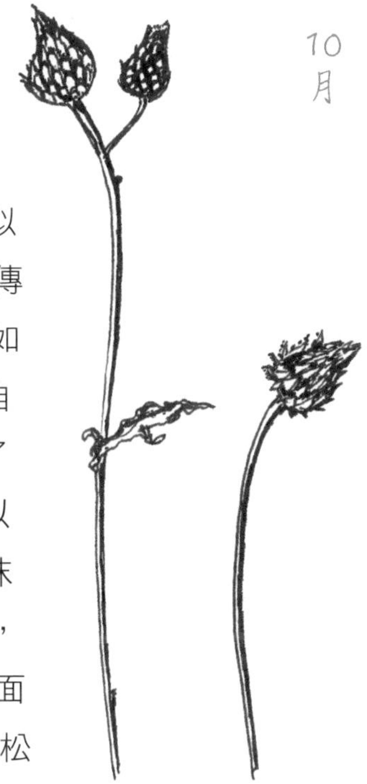
矢車菊

當我和安妮通過空地時，修剪過的草地小徑上方閃爍著帶有節奏的光芒。數十隻條斑赤蜻正在聚集，彷彿在草坪上方幾英寸處翩翩起舞。牠們迅速飛翔和繞旋，翅膀反射著光芒。這景象如夢如幻，讓我希望能將這個畫面保留下來，待到冬日時再重現欣賞。可惜手機的相機無法捕捉到牠們的舞姿，因此我停下腳步，靜靜地觀看了幾分鐘，試圖將這一刻深深刻在記憶裡。

回到家後，我查閱了條斑赤蜻的相關資料。這種蜻蜓的活躍期間可延續到十一月，喜歡將森林作為捕食小型昆蟲的狩獵場，秋季也常能看到牠們配對。我剛剛目睹了一場蜻蜓在花萼上方上演的空中調情舞步。我開始思索牠們可能在哪裡產卵，隨後想起了離我目睹這場表演處數十公尺外的那片放牧場邊緣的小池塘。我將這場蜻蜓的配對之舞歸屬於樹林裡的季節性標誌之一：每年十月我都會期待這場小型的自然奇觀。

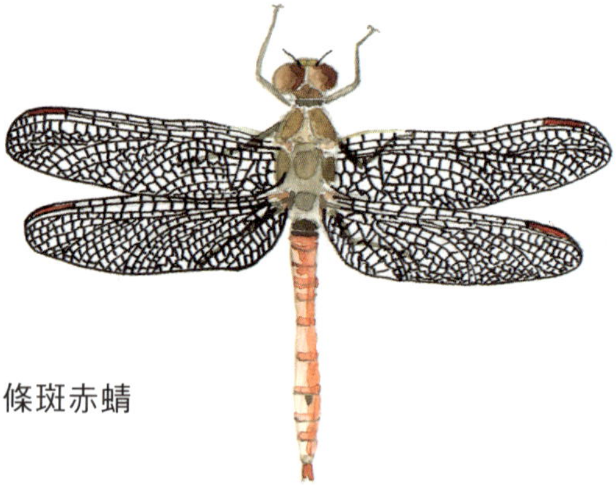

條斑赤蜻

十月間，大多數的樹木開始重新吸收葉片中的葉綠素，隨後葉片便會飄落。這種對光合作用至關重要的綠色色素在移回樹木體內的過程中，讓整年都隱藏在葉片中的其他色素展露出來。長期存在的類胡蘿蔔素和黃酮類化合物，正是每年此時森林和公園裡橙色與黃色的來源；而在秋季才開始合成的花青素，則為樹葉增添了紅色，以及偶爾可見的粉紅色和紫色。我喜歡這樣的想法：歐洲衛矛、山楂、栓皮槭和櫻花那如寶石般的色彩，在春天和夏天時就已存在，而當天氣變得更加寒冷灰暗、大自然變得黯淡時，它們的色彩才終於展現出來。

在林中有一處小徑交會的十字路口，一片歐洲衛矛的落葉在森林地表上織出一幅精緻而短暫的色彩拼圖。十月間，歐洲衛矛樹葉的顏色幾乎令人難以置信：許多葉子變成了最鮮亮的櫻桃紅色，有些則是最柔和的淡黃色，有些葉片混合了這兩種顏色，中央還有一道鮮明的條紋，另一些則幾乎完全失去了顏色。就像觀看條斑赤蜻的舞蹈一樣，我希望能將這些色彩定格，讓我能在一月陰沉的日子裡重新召喚出它們的美麗。再過幾星期，鄉間的色彩將變得稀少。我感到一種強烈的衝動，想要像在海灘上蒐集海玻璃或貝殼那樣，拾起這些明亮的落葉。我彎下腰，撿了一些帶回家。

當人類探索新環境並尋找資源時，大腦會釋放神經傳導物質「多巴胺」，並帶來短暫的欣快感：這種現象稱為「收穫快感（harvest high）」。這可能是我們人類過往狩獵與採集所遺留下來的行為路徑。一片覆滿果實的沙棘叢，或是一小片野生草莓，對我們的祖先來說是重要的熱量來源。然而，對這些野生食物的積極反應、將它們蒐集並帶回住處，直接促進了人類祖先的生存能力。同時，每次成功採集到可以吃的食物資源，便會觸發大腦中的獎勵機制，進一步促使採集行為成為生活習慣。我在撿拾歐洲衛矛的樹葉時，可能經歷了這種祖先遺留下來反應。無論這種正面感受的演化因素是什麼，我知道它正在幫助我，微妙的調整大腦的化學平衡。於是，我在這片明亮的樹葉地毯旁徘徊，讓這些葉片發揮它們抗憂鬱症的魔力。溫暖的陽光，這幾分鐘與鮮明色彩

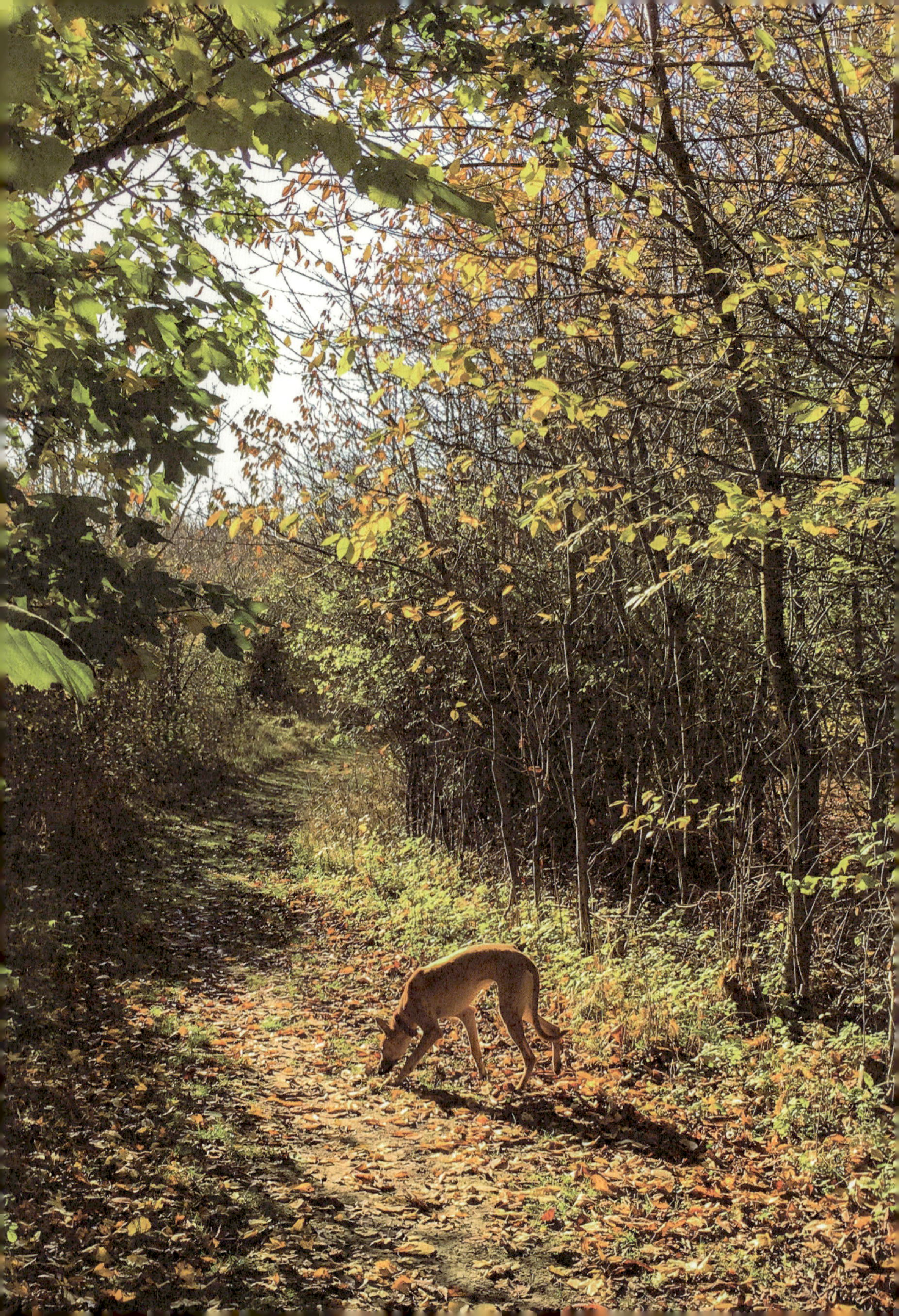

的相處，讓我的心情明顯提升，這種感受具體的程度，彷彿可以品嚐出它的滋味。

我繼續沿著林間小徑走著，始終警惕安妮那喜歡尋找，並滿心歡喜的在狐狸或歐亞獾的糞便上翻滾的習性。在過去的幾次「翻滾完畢」後，她總是張著嘴、滿臉狗狗的喜悅飛奔回我身邊，彷彿她剛剛為自己灑上了某種極其稀有、精心調配的巴黎香水，急切的想與我分享這片刻的「芳香奢華」。但我寧可避免再次用狗狗洗髮水幫她洗刷這種麻煩事。每次她洗澡後，狗溼答答的氣味總是會瀰漫整個屋子，接著是她幾個小時的悶悶不樂，顯然對我這種不理性的行為感到不滿，無法理解為什麼我一定要清除她在林間留下的印記和氣味。

安妮消失了一、兩分鐘，我停下腳步，試著聆聽她項圈上骨頭形吊牌輕輕碰撞的聲音。然而，打破寂靜的並不是這微弱的鈴鐺般聲響，而是一連串來自附近某處的微小而高亢的鳴叫聲。我察覺到視線邊緣有一陣細微的動靜，便試著將注意力集中到那裡。在草地小徑邊緣的黑刺李光禿禿的枝條間，有個小小的黑暗身影正在移動：是隻小鳥，小得讓枝條的細節幾乎掩蓋了牠的存在。在兩、三根細枝交會的地方，牠幾乎完全隱身。牠輕快的跳動著，似乎在捕食微小的昆蟲，並未注意到我的存在，也不受我的干擾。我瞥見牠暗橄欖綠色的羽衣，頭部裝飾著一道細細的黃色條

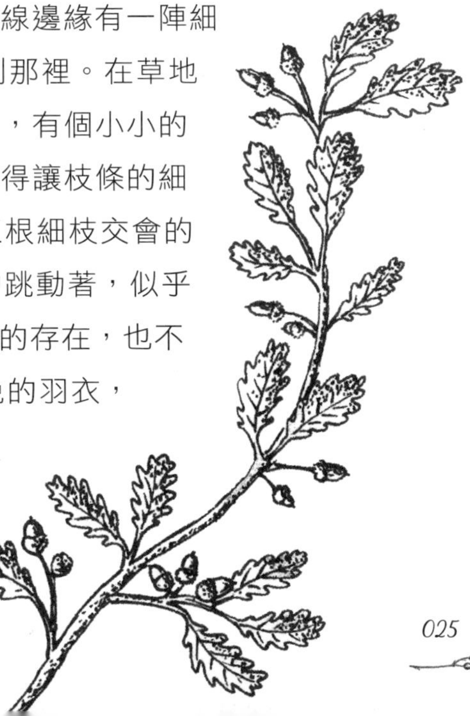

〈在我們小屋附近樹林中的安妮

紋，這些標記顯示牠是一隻戴菊鳥，或許是隻今年出生的個體。

戴菊鳥與牠的近緣種火冠戴菊鳥一樣，是英國體型最小的鳥類。雖然牠們相當常見，但由於羽毛偽裝得很好，加上牠們通常十分隱秘，要發現戴菊鳥並不容易。這隻戴菊鳥似乎完全專注於抓住這段溫暖天氣中仍然有豐富昆蟲的機會，絲毫未被我的存在驚擾，繼續在枝條間穿梭覓食。看到這隻戴菊鳥時，我感絕到熟悉的悸動。這種感覺與童年時的我，在夏末於爺爺的池塘邊發現一隻小小的幼蛙，或者在堆肥堆附近的蕁麻葉上找到一隻瓢蟲時，突然欣喜若狂是相同的。對我來說，這比吃一顆極品香檳松露巧克力更美妙，甚至比從沙發縫裡找到一張 10 英鎊的鈔票還要令人愉悅。這是一場新奇的發現，是個小小的活生生的珍寶，或許今天只有我一個人看見牠。

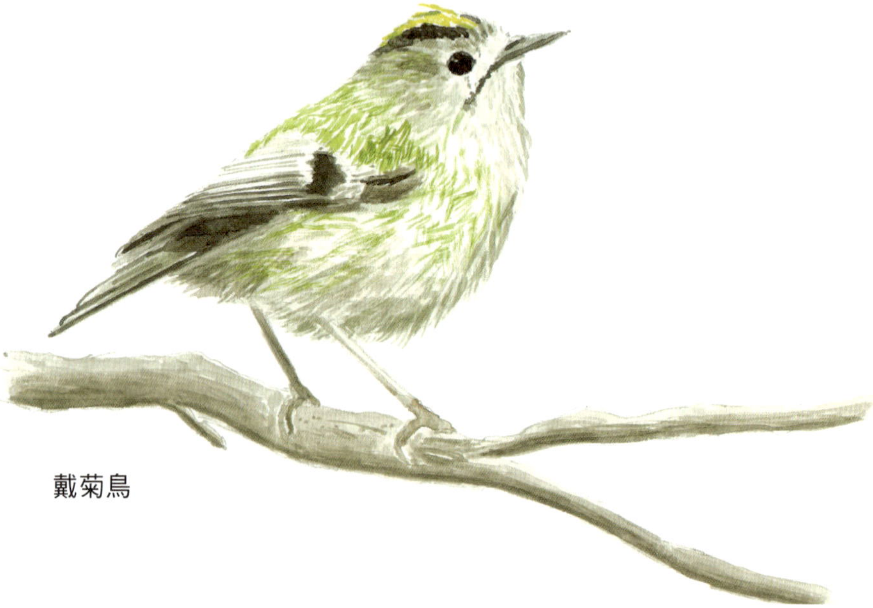

戴菊鳥

十月間，森林裡振奮人心的色彩不僅僅是變色的葉子。今年的野薔薇、山楂和黑刺李灌木都掛滿了果實，枝條宛如戴上了由植物串珠組成的森林項鍊，景象美不勝收。今年是所謂的「果實年」或「豐收年」，野生果實的產量比往年高，枝頭都壓得沉甸甸的。根據英國的民間傳說，森林裡結滿果實的樹預示著寒冬將至。我很喜歡這個想法：樹木似乎能感知即將到來的天氣，提前提供更多的食物，幫助鳥兒們在秋天儲備能量，增加牠們在冬天存活的機會。然而，現實中，森林果實的豐收其實是由於暖和乾燥的春天提高了授粉率，而隨後七月和八月的降雨使得大量的新生野果膨大成熟。這個稍顯不浪漫的解釋並不妨礙我因想到這片自然豐盛的儲藏庫而感到欣慰——這些豐沛的果實正為歐亞黑鶇、歐歌鶇和斑尾林鴿準備著，迎接日漸寒冷的時光。

隨著十月的推進，我開始注意到村莊邊緣的山楂樹叢和森林邊緣那條稀疏的樹籬間，出現了一陣陣鳥類的活動和騷動。由白眉歌鶇、田鶇等度冬鶇類組成的混種鳥群，從斯堪地那維亞半島、冰島和西伯利亞飛抵英國，準備在此度冬。牠們剛好在林子裡的果實產量達到高峰時抵達，隨即開始大快朵頤，啃食山楂、歐亞花楸和野生酸蘋果的果實。山楂叢間，滿是這些胸前羽衣帶著斑點的迷人小鳥，一邊大口吞食野果；或者在翻耕過的田地裡，牠們三三兩兩尋覓土壤中的蚯蚓。這些景象在芬地沼澤區的十月相當常見，但對我而言，卻是彌足珍貴的畫面。

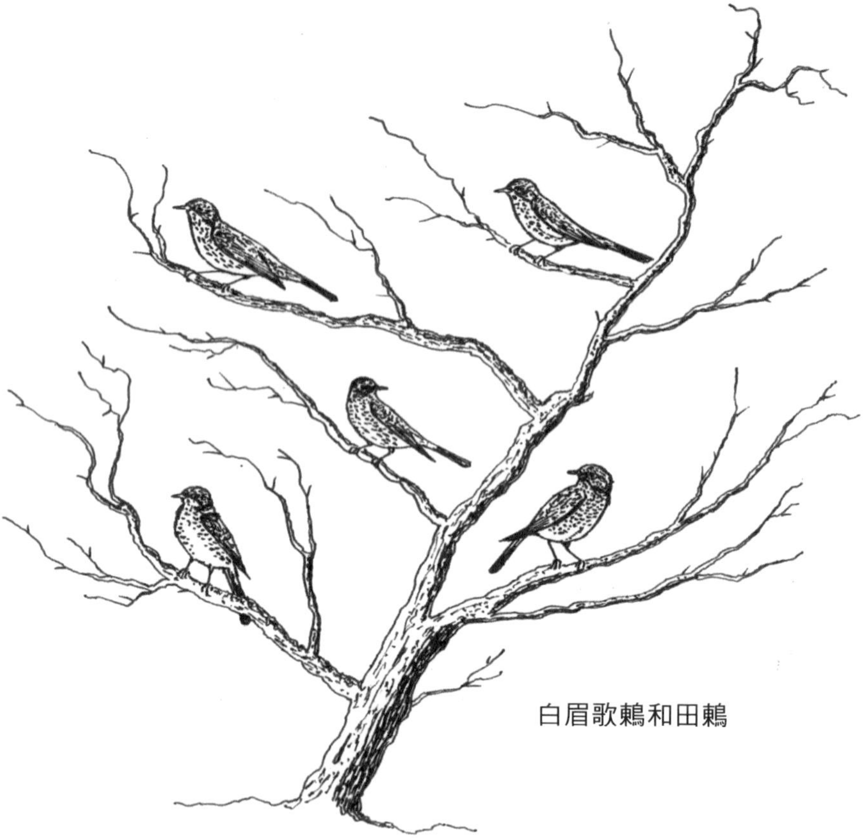

白眉歌鶇和田鶇

森林仍然顯得相當翠綠，許多樹木的葉子尚未變色，一些竊衣和糙毛獅齒菊依然在開花。夏末的標誌依然存在，但在修剪過的草地小徑邊緣，我已經開始注意到下一個春天的細微跡象。草莖之間，出現了一些小而纖細的蕨狀葉片，這是峨參的幼苗。這種是我最喜愛的野花，其種子在八月間成熟，掉落到地面並開始發芽。這些微小的新生植物將持續生長，直到氣溫降至攝氏四度以下；大部分幼苗將能熬過冬季，並且在隔年五月開花。

在峨參幼苗旁邊，還有原拉拉藤的幼苗。這種植物深受孩子們喜愛，散步時，他們喜歡摘下原拉拉藤，黏在自己的外套上（或父母的外套上）。它的別名還包括黏球、鵝草和黏草。這些新生幼苗的纖細莖部上，點綴著小小的叢生葉，並且如玫瑰花結狀排列。只要氣溫維持在冰點以上幾度，這些新生植物將在整個冬季緩慢成長。牠們是下一個春天的實體開端，已經在這片森林中悄然出現。這樣的想法讓我感到十分振奮，並暗自決定，在冬季憂鬱的日子裡，我一定要再來與它們相見。

隨著我在芬地沼澤區度過的歲月增長，我對小屋附近的野生動植物，特別是植物方面的知識，瞭解得越來越多。如果發現一株我不熟悉的植物，我會試著了解它的名字，找出它在我已知的植物所屬科的分類位置。透過這種方式，我對這個地方越來越熟悉，感覺自己對它的認識和理解也加深了一些。今天，我在森林裡發現了一朵我不認識的小而精緻的花朵。它生長在空地的邊緣，根扎在石灰質的土壤中，葉子在斑駁的樹蔭下展開。它的美麗令人心醉：纖細的莖約有十五公分高，頂端綻放著小巧、杯狀的粉紅淡紫色花朵。花瓣細膩而狹長，當花朵凋謝後，取而代之的是小小的柔軟種子絨球，像蒲公英等菊科植物成員的種子一樣。我猜這可能是一種獅齒菊，於是回家細讀我的參考書並在網路上搜尋。然而，我在書中找

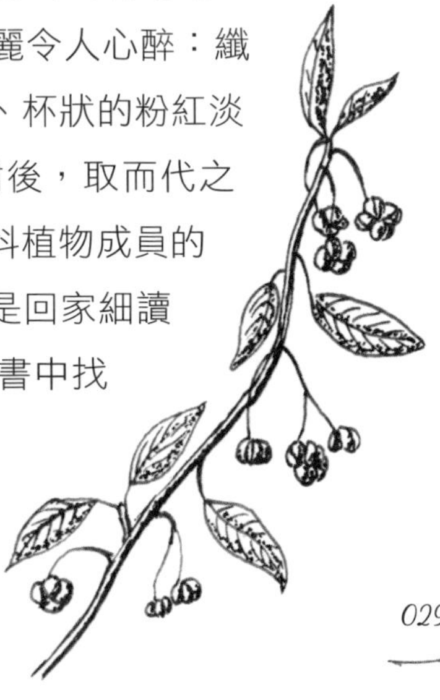

不到與之相符的植物：那些植物的花朵都是黃色的，而且大多比這種更為艷麗。我在網路上搜尋英國的獅齒菊，仍然一無所獲。

接著，我翻閱凱布爾・馬丁的《簡明英國彩色植物圖誌》時，眼睛被第四十四頁上一朵小型粉紫色的花吸引住：與普通雛菊和歐洲紫苑屬於同一頁和同一科。我找到了它：長莖飛蓬。凱布爾・馬丁的畫作完美的捕捉了這株植物的單純之美。這對我來說是個新發現，現在我迫不及待想看到更多的標本，因此返回森林，準備好好描繪它。拿起鉛筆和畫筆，在紙上模仿這朵看似樸素的花朵的形狀，這一撫慰心靈的過程讓我暫時擺脫了那些不斷侵擾的煩亂思緒。

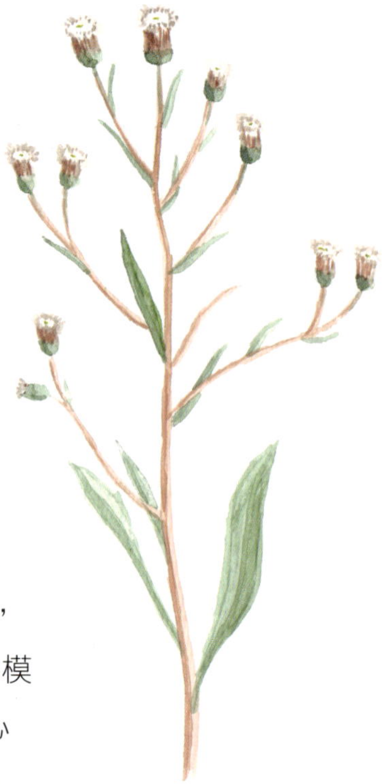

長莖飛蓬

到了這個月下旬，我感到疲倦且情緒低落。在冬季，由於缺乏陽光，一種短暫的憂鬱症「季節性情緒失調」可能會發現，這會進一步影響大腦中的血清素濃度。有些人對冬季陽光減少的影響更加敏感，這些人的神經傳導物質的濃度變化更為顯著，導致他們在 11 月至次年 3 月期間感到倦怠和情緒低落。英國約 20% 至 30% 的人，受到季節性情緒失調某種程度上的影響。我每年都會經歷這種季節性憂鬱，而我擔心這種憂傷可能已經在我的神經元內部開始醞釀，如同一壺沉悶的茶般蔓延。對我而言，待在海邊對抵禦心理上的黑暗特別有效，因此我前往肯特郡，與朋友海倫見面，然後我們驅車來到鋪滿鵝卵石的鄧傑內斯海岬。

在情緒窘困的日子裡，我經常拿起德瑞克・賈曼（Derek Jarman）的《賈曼的花園》（Derek Jarman's Garden）。霍華德・蘇利（Howard Sooley）的精美攝影對我來說具有視覺上的撫慰效果，而賈曼描述他如何馴服鄧吉尼斯之家「遠景小屋」（Prospect Cottage）周圍的鵝卵石海灘的方法，更是讓我著迷。他的努力成果是一片乾燥卻精緻的海岸植物園，由燧卵石、金屬和他在海岸線上發現而添加到花園中的漂流木組成。賈曼蒐集了當地的野生植物，加入生鏽且圓潤的海洋廢棄物，創造出幾平方公尺粗獷卻崇高的植物景觀：一個既乾燥又綠意盎然的地方。我渴望參觀遠景小屋，但同時也有一個目標，那就是觀察那片生長在鵝卵石海灘上的地衣草生地：一個不超過四公分高的複雜微觀世界，由地衣和堅韌的先趨植物組成。

海倫和我對這些微小而堅韌的「森林」感到驚奇，我們拍下漂白的木製漁船靜靜地停靠在鵝卵石海灘上的照片，並在遠景小屋的花園裡流連忘返，欣賞野薔薇的果實、金花海罌粟的花萼和用鵝卵石搭建的小型「石陣」。我們在一間面朝大海的酒吧外吃了炸魚薯條，聊了好幾個小時。我因為在這片巨大而古老的鵝卵石堆上看到的一切，以及海倫的陪伴，而感到心情振奮。這次短暫的旅行緩解了我那隱隱作祟的低落情緒。季節性情緒失調暫時被擊退了，但距離冬至還

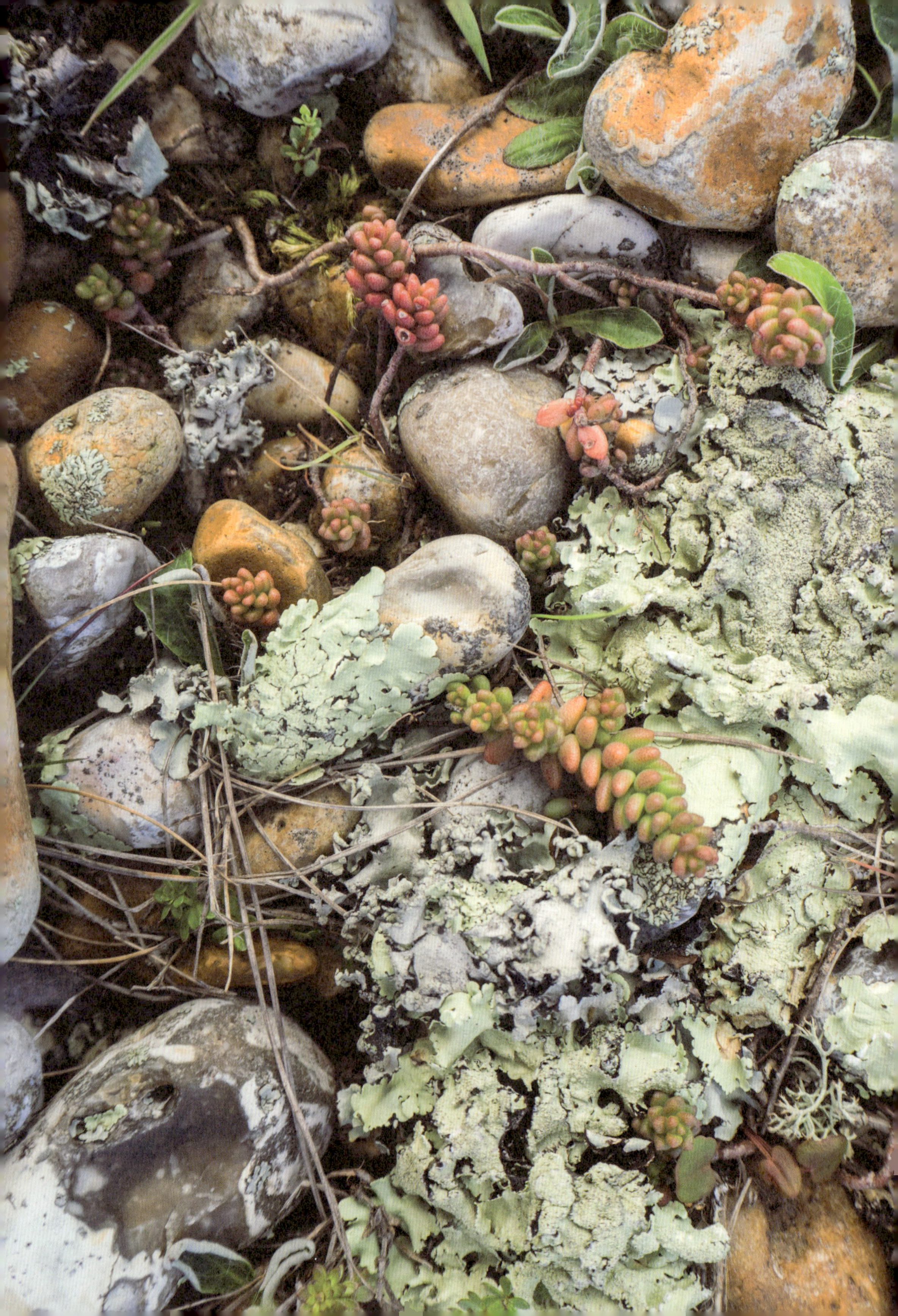

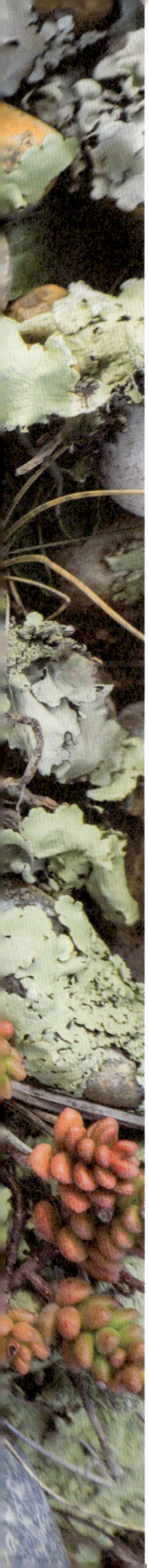

有兩個月，太陽將繼續遠離北半球，帶走我的動力和能量。我渴望能在鄧吉尼斯待得更久一些，但我必須回家了。

〈 鄧吉尼斯的地衣草生地

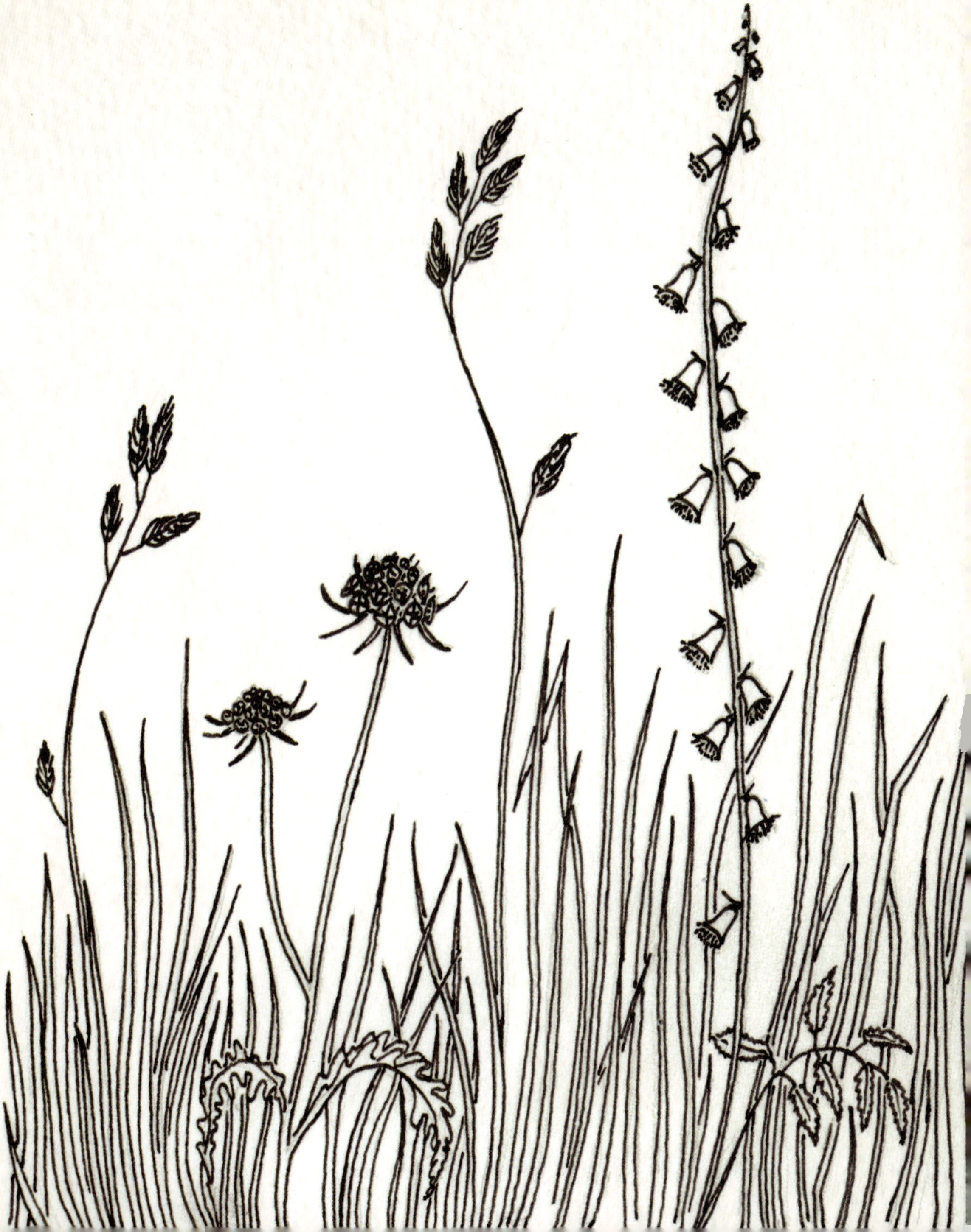

11月

日光漸弱、色彩褪去

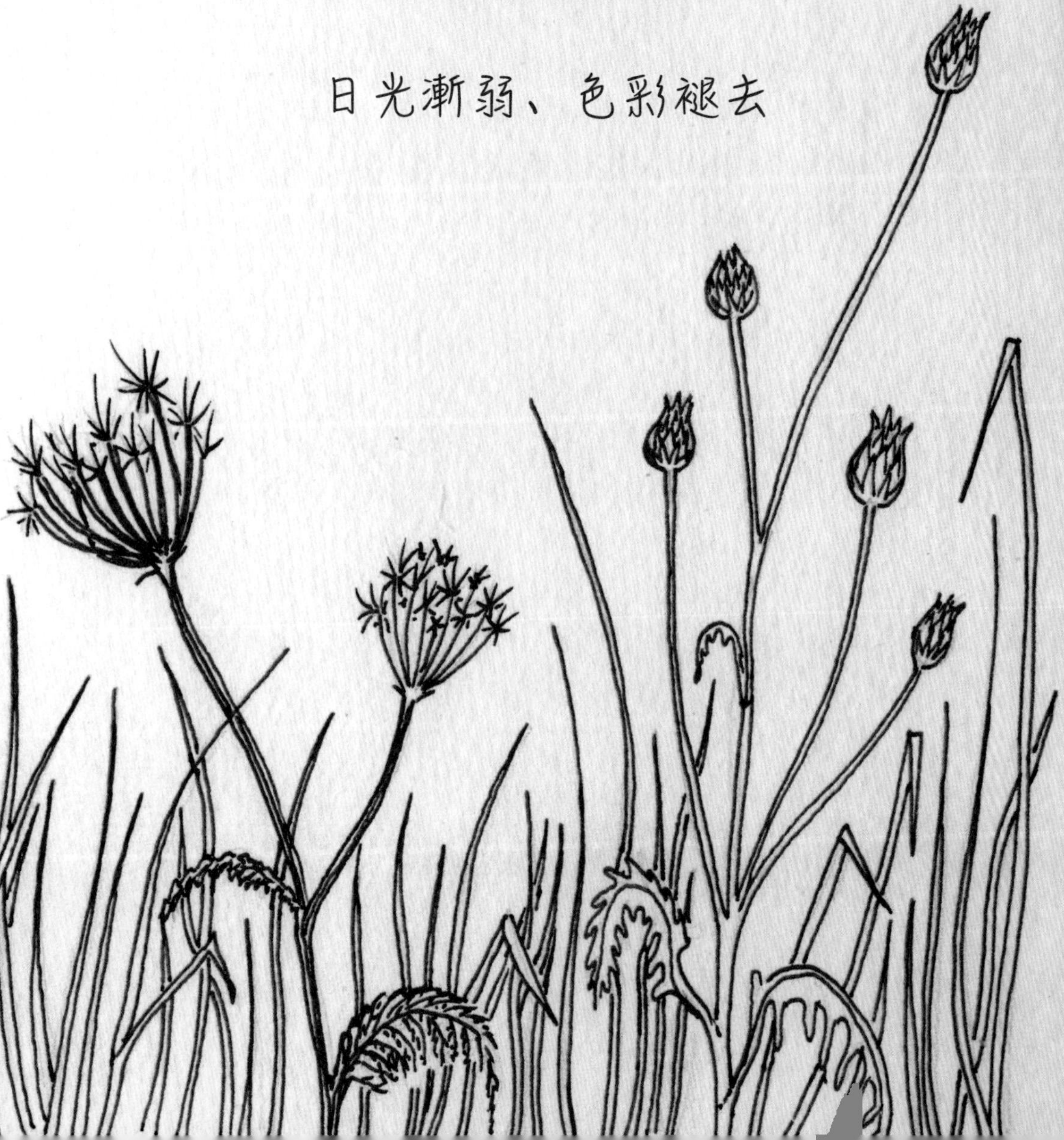

我得承認，我有時會對狡猾的秋天感到不滿。它時常以一種暗示開始，彷彿在說：「看吧，今年冬天不會來了。羈衣還在開花，天氣像六月一樣溫暖。」我很清楚它的伎倆。一場微妙的大氣變化，短暫的暖秋便會披覆濃厚的雲層，以及既刺骨又會奪走喜悅的酷寒取代。正是這些一點也不陽光、毫無色彩的陰暗日子初來乍到，就會讓我感到心灰意冷。

每年，當深秋與冬季即將來臨時，我都像是在登山：一座看似無法逾越的高峰，它的陰影籠罩著我，幾乎榨乾了我全身的活力。山腳的起點就已讓人望而卻步，我真希望能用鑿穿英吉利海峽隧道的巨型隧道鑽掘機挖出一條通道，直接穿過這該死的季節。我渴望繞過即將到來的幾個月，像一隻五英尺十英寸高的歐洲鼴鼠般，在二月下旬冒出地面，正好趕上看到黑刺李的花苞開始膨大。北半球已經偏離太陽，而它似乎也帶走了我的活力。如果我屈服於季節性情緒失調那無法抗拒的下墜之力，我將幾乎無法從沙發上掙脫出來。

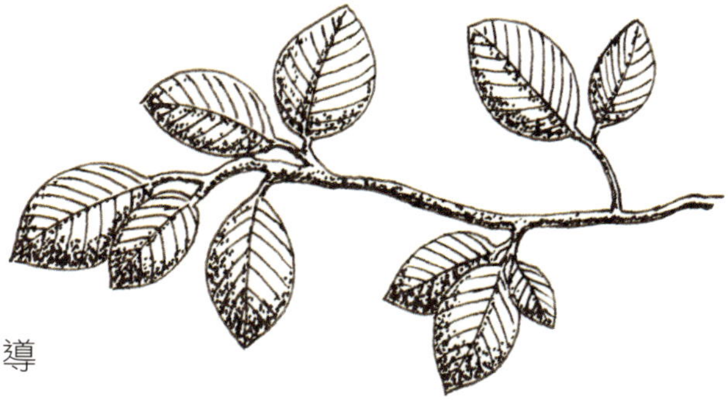

歐洲山毛櫸

每年到了十一月，我的每一次散步都變得非常重要。無論天空如何變化，在森林中待上十分鐘，都能改變我大腦中的神經傳導物質的平衡，這有助於調整我的思緒，讓我能夠繼續往前走。如果陽光出現，那麼這一劑改變情緒的腦化學物質就會更加強效。而如果我在散步時看到一隻歐亞橿鳥、一株竊衣、亦或一隻帕眼蝶正在葉子上曬太陽，那麼我身為一為自然觀察愛好者所體驗到的溫和快感，會讓這次散步更加具療效。我可以帶著幾乎高昂的情緒回家，勇敢地面對即將到來的冬季。

我是個尋覓色彩的人。隨著冬季即將來臨，我渴望在森林和樹籬中看到更多明亮色彩的衝動幾乎達到了狂熱的程度。儘管天空瀰漫著灰色，我知道森林裡依然藏有著色彩，於是我出發去尋找它們。上個月，歐洲衛矛的葉子為我的心情加分；而這個月，它們的果實開始成熟，明亮的粉紅和橘色鮮豔得幾乎讓人感到迷幻。同時，栓皮槭的葉子，小型版的槭樹葉，已經轉為金黃色，歐洲山毛櫸變成了發光的銅色，黑刺李則染上了帶有一層霜白薄霧的靛藍。我對這一切都充滿了渴望，就像上個月一樣，但現在這些景象越來越稀少，我想要抓住它們、擁有它們的願望變得更加強烈。我想貪婪地將這些色彩塞進我的眼中和口袋中，趁它們還存在時。每樣東西我都蒐集了一點，就像在挑選植物的綜合糖果，然後將它們帶回家拍照。

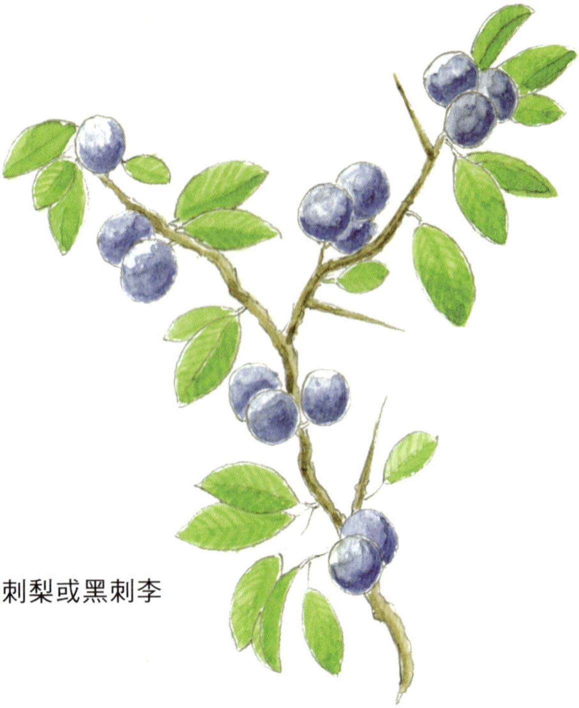

黑刺梨或黑刺李

清冷的夜晚過後，天空呈現出如水液般的湛藍。地面變硬，陰影處覆著一層凍霜。這樣的日子使走起路來更輕鬆：陽光誘使我走到戶外。在森林裡，許多上個月落下的葉子，已被冰霜、泥濘和各種足跡踩踏，變成柔軟的褐色。連續幾夜的凍霜奪走了森林大部分的生機，我為失去的色彩感到惋惜，但仍然可以找到些許鮮亮的色調。我沿著森林空地邊緣的小徑行走。上個月那般鮮豔的櫻桃葉子大部分已經落到地面。顏色漸漸褪去，但透過枝條，我瞥見一抹明亮的黃色，便穿過樹叢走向它。那裡，在蜂蘭和根爪蘭於六月開花的地方，有一棵栓皮槭披上了它十一月的盛裝。這棵樹是日本槭的近緣種，也是新英格蘭以秋季色彩著稱的槭樹的遠親。它的葉子顏色真是令人驚嘆：比歐洲報春的花還要鮮亮，如

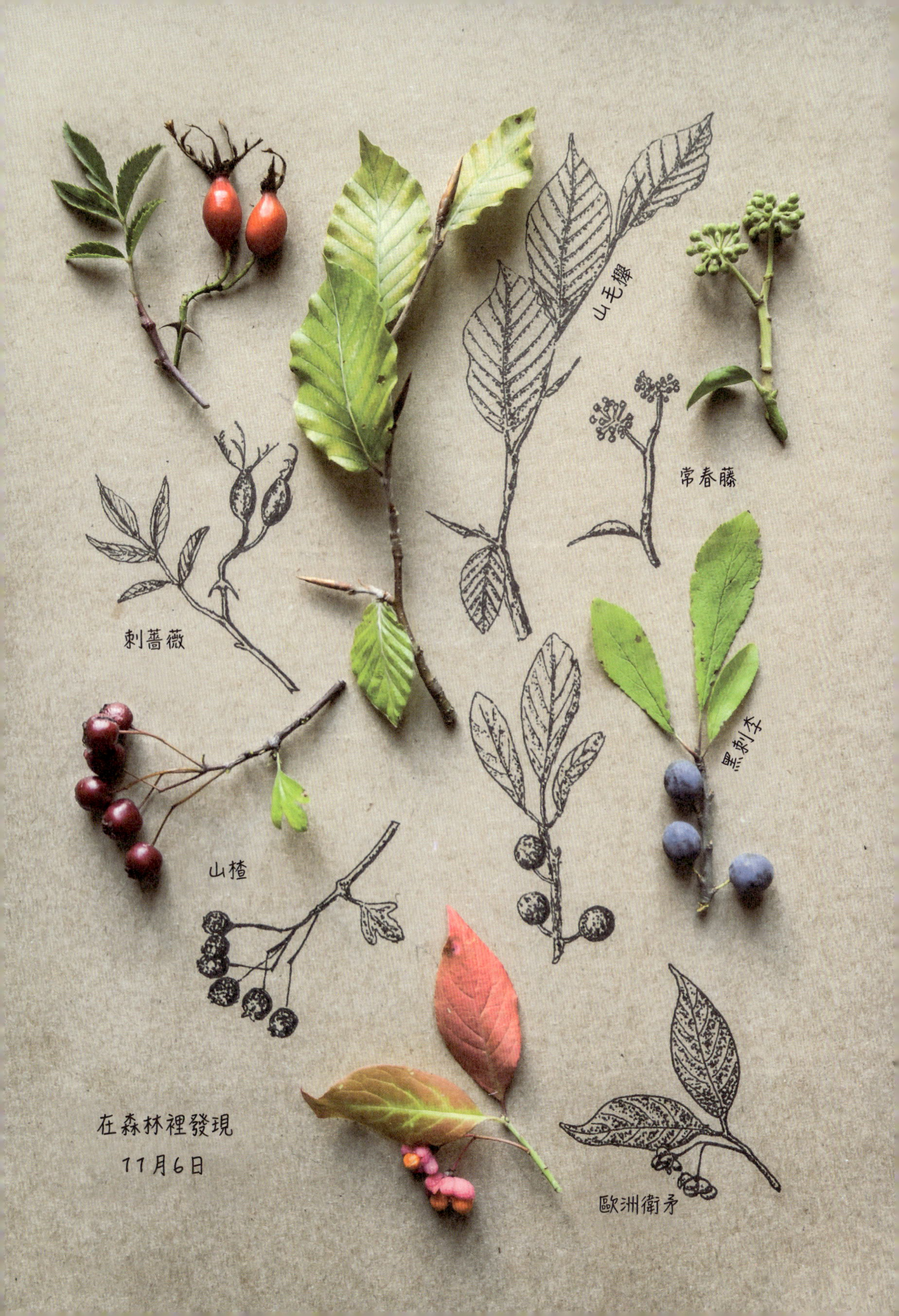

山毛櫸
常春藤
刺薔薇
黑刺李
山楂
在森林裡發現
11月6日
歐洲衛矛

檸檬一樣明艷。當我站著凝視時，低矮的十一月陽光從背後照亮了每一片葉子，這一自然景象美得如同彩繪玻璃窗。此時的陽光本身也顯得金黃，這是由於北半球的太陽相對角度和光線穿過更多大氣層後抵達地球的結果，因此這些小型楓葉似乎在燃燒。我讓眼睛充分吸收這道日光與色彩，感到幾乎陶醉般的喜悅。回到空地時，我尋找蜂蘭那光亮的小型玫瑰狀葉叢，但未能發現它們。

對於自然觀察愛好者來說，有時候野生動物的邂逅似乎像是「公車現象」：要麼久久等不到一班公車，要麼突然一次密集出現許多班次。我在十一月中旬就經歷了這種情況。幾個月以來我都沒有看到過北雀鷹，但是這個星期卻見到兩次。有一天早晨，我和安妮深入森林裡時，有一隻北雀鷹出現在我視野的邊緣。這次的目擊極為短暫，不超過兩秒，僅僅是一抹暗色的模糊影像出現在視網膜上，讓我懷疑自己是否真的看到了北雀鷹。牠像帶著羽毛幽影，以極快的速度穿過樹林，就在距離我幾公尺的地方。我隱約瞥見了牠那胸前帶著橫條紋的灰白羽衣。飛行時，牠靈活的收展翅膀，輕鬆地改變飛行角度，避免與撞上樹幹和枝條。這些敏捷的空中動作，展現出令人敬畏的精準陀螺儀和導航系統。北雀鷹的腦中藏著一個小巧但極為強大的獵物搜尋計算機。

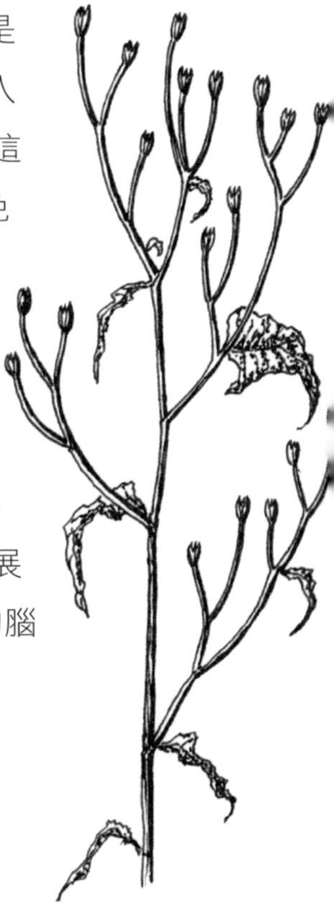

第二隻北雀鷹出現時，我正坐在薩福克的車陣中等候塞車結束。道路兩旁是收割完不久的農田和樹籬，一陣遠處的動靜引起了我的注意。北雀鷹從樹籬上方飛出，翅膀尖端與下方樹枝僅有幾公分的距離，隨即俯衝進農地裡，在大麥莖稈的殘材上方滑翔，快速而有規律地拍動翅膀。牠飛過車陣，越過道路另一側的農田，又一次凌空飛越更遠的樹籬之後消失無蹤。牠像一架小型的「死亡噴射機」，對雀類、鴿子和椋鳥滿懷殺意。這次目擊成為原本灰暗、平凡的一天中，令人興奮的亮點。北雀鷹的隱秘性、堅定的獵捕意圖、難以捉摸的特性，以及經常在樹籬、牆後和樹木之間突然現身的習性，導致每次看到牠們，都比看到在路旁上空盤旋的紅隼更令人激動。在無聲的猛禽觀察「頂尖王牌（Top Trumps）」中，北雀鷹毫無疑問勝過紅隼。

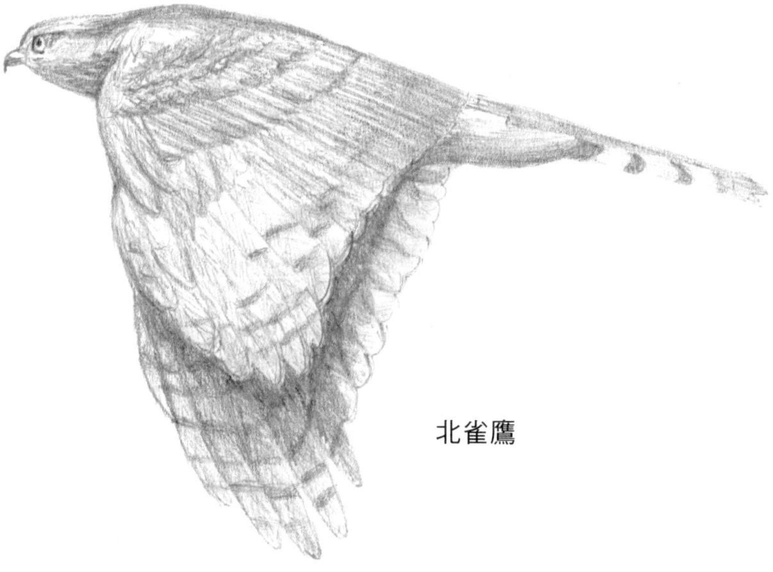

北雀鷹

如果我們一天沒帶安妮去森林裡跑一跑，她過剩的精力就會以瘋狂的甩尾衝刺上下樓梯，或者以滑稽的狗狗女高音釋放出哀鳴，唱給她透過客廳窗戶看到的那隻烏鴉聽：那隻烏鴉經常在村莊的綠地上大搖大擺的晃來晃去。安妮是隻橘色的狗，當「黑狗」緊咬我的神經元不放時，她是把我拉出家門的動力。如果她因散步時間延遲而感到受挫，她會將怒火發洩在某些無生命的物體上，這些物體此時成為她的假想敵。她對木製的爐灶刷特別惱火，隨著時間過去，爐灶刷的毛被她咬掉了，接著刷柄也沒了，只剩下一個啃過的木基。當她特別想去森林時，鉛筆也成為她的頭號敵人。有一天，由於一通電話耽誤了她平常散步的時間，我在角落裡發現了我最喜愛的德溫特 HB 鉛筆的殘骸碎片。

十一月的第三個星期，天氣陰冷潮濕。對我來說，每到這樣的日子，總是會在憂鬱驅使我做的事情，和我知道能改善憂鬱症的活動之間，進行一場心理上的持久戰。深秋和冬季光線不足導致的動能下降，使我強烈渴望待在家裡一動也不動。此外，長期的家庭焦慮與壓力也提高了我的壓力水準，但我知道，只要我能讓自己離開那溫暖的窩，走進樹木和植物之間，這兩種失衡都可以校正回來。

儘管天空陰沉，我還是想辦法出門了。安妮顯得非常興奮，我們沿著熟悉的路線穿過森林散步。一路上有幾個小徑交會的地方，其中我最喜歡的是通往空地的小徑，與繞著森林邊緣的路交會的地方。春夏時節，這片空地上繁花似錦：矢車菊、糙毛獅齒菊、西洋山蘿蔔、野胡蘿蔔、各種禾草、假升麻、長莖飛蓬，以及在少數幾個角落生長的蜂蘭和紫斑掌裂蘭。沿著森林邊緣的小徑，是我在冬季時偶爾能在花萼之間發現瓢蟲冬眠的地方。小徑一側是高大的黑刺李粗樹籬，這裡是度冬鶇和歐亞鷽的熱門棲息地；另一側則是一片年輕的山毛櫸樹林。

在這條小徑與我們穿過森林的主要路線交會處，有一處由山楂和刺薔薇環繞的木製長椅，角落裡還矗立著一株年輕的普通核桃樹。這是我最喜歡坐的地方之一，特別是在陽光充足強烈、可以溫暖我臉龐的時候。對面是一棵成熟的榛樹，第三個角落是一團長在櫻桃樹下的野薔薇叢，而第四個角落則是歐洲衛矛的樹叢，我上個月曾在那裡蒐集樹葉。

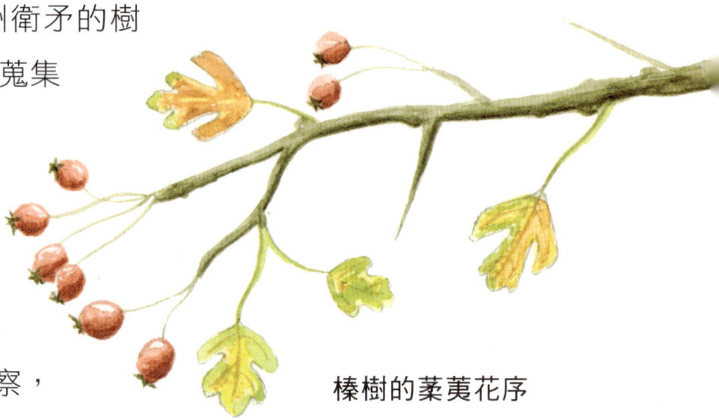
榛樹的葇荑花序

當我們走到小徑交會處時，一些細微的灰綠色點吸引了我的目光。我轉過頭仔細觀察，發現它們在灰暗的天空和光禿的樹木背景下顯得格外鮮明。這些像迴紋針大小的幼小花序已經出現在榛樹上。它們是榛樹的雄花，將於現在到二月期間緩慢的延長，屆時開花並釋出花粉，微小星狀的櫻桃紅雌花會接住花粉。

在黑暗的冬季裡，我總會尋找幾個小小的景緻。它們是微妙的植物燈塔，讓我感到振奮，提醒我春天終究會到來。這些尚未成熟的花序正是這樣的告示，就像上個月開始冒出的纖細的峨參和原拉拉藤的小苗一樣。春天將會到來，夜晚將會變短，我的思緒也將會再次輕快起來。我在榛樹旁徘徊了一會兒，注意到安妮正對某種糞便興致勃勃的聞來聞去，趕緊把她拉開，免得她把自己弄得滿身臭味。

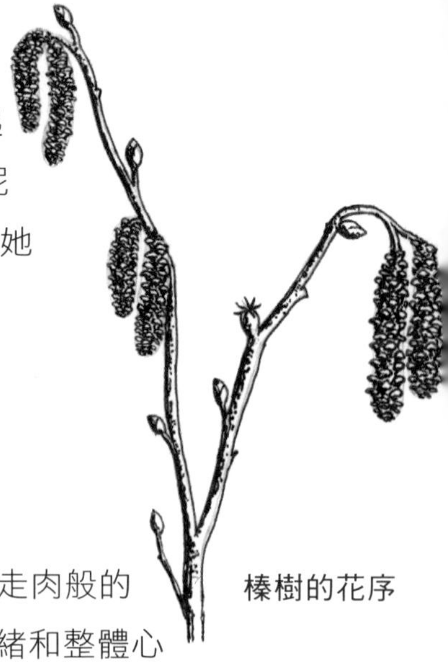
榛樹的花序

十一月的最後一星期，我感到那種行屍走肉般的灰暗情緒開始浮現，這種情緒能支配我的思緒和整體心境。當我陷入如此低落的狀態時，必須要長時間的散步；如果無法做到，那麼待在海邊也能有所幫助。我的思緒又回到了上個月前往鄧傑內斯角的旅行。我再次被吸引到海岸，儘管寒冷刺骨，還有下雨的威脅，我仍然驅車前往艾塞克斯郡，重啟這場朝聖之旅。

沃爾頓鎮是個彷彿停留在過去幾十年的海邊小鎮，街道兩旁布滿了充滿碎花裝飾的咖啡館和老式的五金行。我很喜歡整天吃著冰淇淋、堆沙堡和玩推幣機的樂趣，但今天我的目標是納茲塔以及主海灘北側的海岸線。

我從納茲塔的遊客停車場的階梯走下，沿著水泥步道向北走向沙灘，然後爬下沙灘朝懸崖前進。就在這裡，懸崖展示出清晰分明的地質年代層，宛如一塊層次分明的地層蛋糕。站在這條垂直的時間線前，我可以看到懸崖頂部草叢下方的一條薄薄的岩層帶。這些石礫是大約 60 萬年前由泰晤士河沉積而成。這個想法讓人著迷：遠古的泰晤士河曾蜿蜒穿越艾塞克斯郡，並在此沉積鵝卵石。這比最早的沉積處還要早出現，而沉積處最終形成了大都市倫敦，這讓我的思緒不禁有些翻騰。泰晤士河已經潺潺了超過 50 萬年，而當這層地層形成時，人科生物正開始演化為尼安德塔人。與這些泰晤士河鵝卵石屬於相同年代的考古證據，顯示了最早的烹飪跡象。我很容易在這裡站上幾個小時，沉浸於這些思考中，但此時此刻，我的目標是尋找懸崖下層中的化石。

在泰晤士河的鵝卵石層下方，有一層琥珀色的砂層，稱為紅砂層。兩百萬年前，艾塞克斯地區由一片涼爽的海洋覆蓋，這片海域有許多海洋生物棲息，牠們的遺骸積聚在海床上，並在沿岸形成了富含貝殼的沙丘。這些沙丘逐漸形成了今日的紅砂層。紅砂層呈現紅橙色，是因為懸崖底層的黃鐵礦沖入其中，隨後在該處氧化所致。

位置稍微低一些的地方，有部分的紅砂層已經崩解。即使還沒靠近觀察，我已經能看到更多暴露出來的貝殼。在砂粒之間偶爾可見形成化石的螺貝類，我欣喜若狂的撿拾。這些是已滅絕的左旋峨螺的標本，其螺殼的旋轉方向與現生螺貝類、以及幾乎所有其他腹足綱物種相反。很容易發現牠們，除了因為埋藏在紅砂層中而顯得略帶鐵銹色之外，這些螺殼看起來就像是剛被海水沖上岸不久。但實際上，牠們已有數百萬年的歷史。今天已經是我第二次因為這些前一個時代的遺跡，而感到震撼不已。

我爬回沙灘上。在這裡，懸崖的最底層與沙灘融合在一起，這就是有著五千四百萬年歷史的倫敦黏土層。這是一種柔軟的藍灰色沉積物，記錄了英國歷史上氣候為亞熱帶的時期，那時鯊魚和海龜在溫暖的海洋中悠游。在倫敦黏土中還可以發現鳥類、甲殼類動物、馬和鯨魚等哺乳類動物，以及樹木的果實和種子的化石，這些化石都可能出現在沙灘上。我將這片沙灘視為巨大的珍奇櫃或珍奇屋。

當我開始搜尋時，開始下起雨了，一陣持續的海風吹過沙灘，天氣冷得令人難以忍受。這種情況通常會讓我回到車內避寒，但我決心繼續搜尋，邊走邊掃視著沙灘。不過幾分鐘，我就發現了一顆條紋鼠鯊的牙齒。這顆牙齒細長而鋒利，帶著黯淡的光澤，來自一種生活在約五千四百萬年前的巨大軟骨魚的口中。

回到家後，我將在沃爾頓鎮找到的物品，與我收藏的現生和化石狀態的軟體動物殼放在一起展示。當我陳列並仔細檢視這些貝殼、發現的植物或化石時，我的思緒進入了類似於畫畫或揉麵團時觸發的狀態：內心的喧囂平靜下來，一種寧靜油然而生。我正在製作幾個小型的臨時展示，是由我策劃並為自己而設的小型短期博物館，而這些展示的過程能撫慰情緒，驅散憂鬱，並增添我在發現這些小東西時的滿足感。我對與分類和排列相關的心理路徑感到好奇，並想知道這是否與我們的祖先在採集旅行後處理葉子、漿果、種子、堅果和貝類的行為有關。要研究這道關聯，可能需要一筆可觀的研究預算，以及考古學家和神經科學家研究小組。但我所知道的是，將我找到的物品排列整齊（在社群媒體上稱為「knolling」)，可以緩解壓力，並讓我感到溫和的振奮感。

在沃爾頓鎮找到的化石

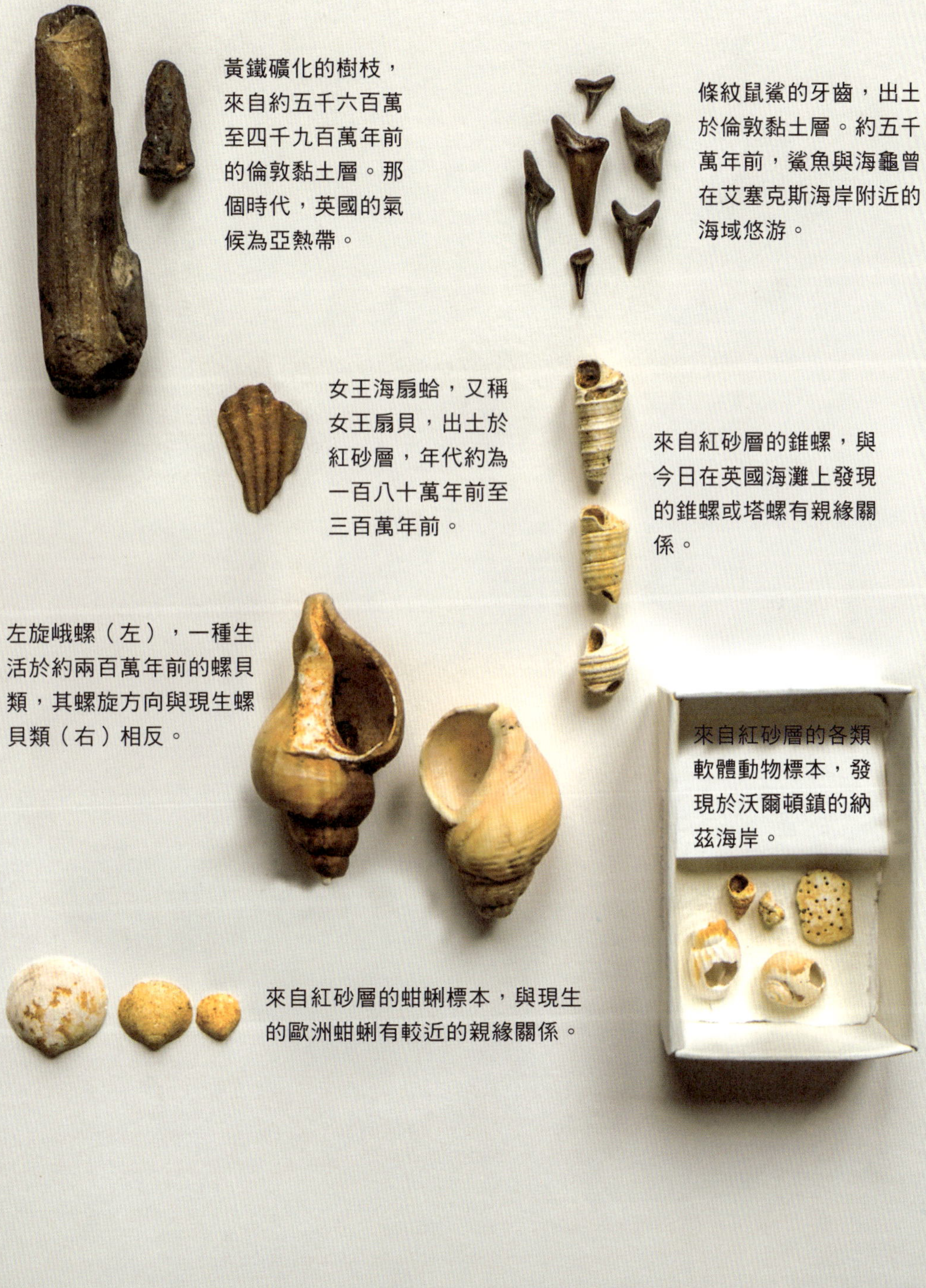

黃鐵礦化的樹枝，來自約五千六百萬至四千九百萬年前的倫敦黏土層。那個時代，英國的氣候為亞熱帶。

條紋鼠鯊的牙齒，出土於倫敦黏土層。約五千萬年前，鯊魚與海龜曾在艾塞克斯海岸附近的海域悠游。

女王海扇蛤，又稱女王扇貝，出土於紅砂層，年代約為一百八十萬年前至三百萬年前。

來自紅砂層的錐螺，與今日在英國海灘上發現的錐螺或塔螺有親緣關係。

左旋峨螺（左），一種生活於約兩百萬年前的螺貝類，其螺旋方向與現生螺貝類（右）相反。

來自紅砂層的各類軟體動物標本，發現於沃爾頓鎮的納茲海岸。

來自紅砂層的蚶蜊標本，與現生的歐洲蚶蜊有較近的親緣關係。

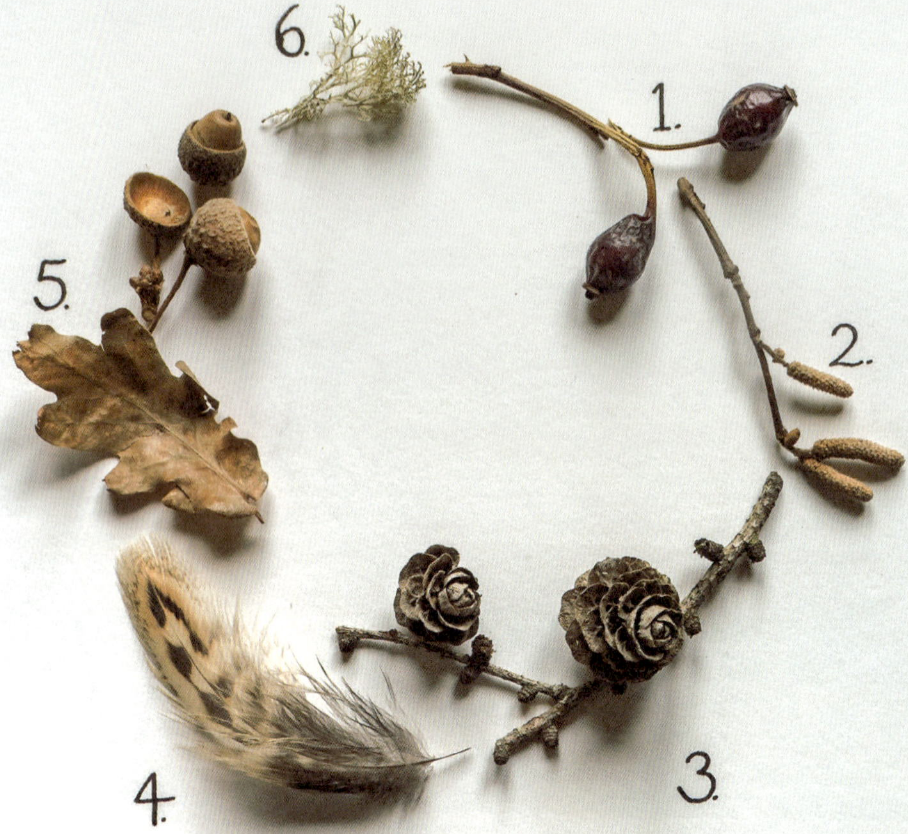

1. 村莊森林中的刺薔薇果實。

2. 村莊森林中的葇荑花序。

3. 來自靠近沃勒姆森林的落葉松。

4. 來自布拉德菲爾德森林的灰林鴞羽毛。

5. 靠近尼普韋爾村的橡樹葉和橡實。

6. 鄧傑內斯海岬的軟鹿蕊。

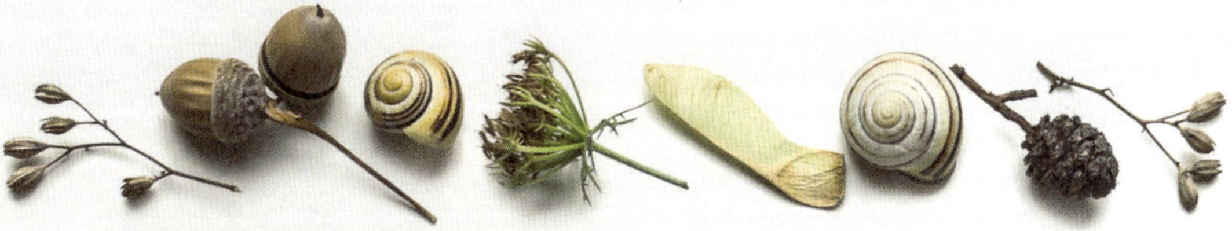

12月

最短白晝、椋鳥聚集

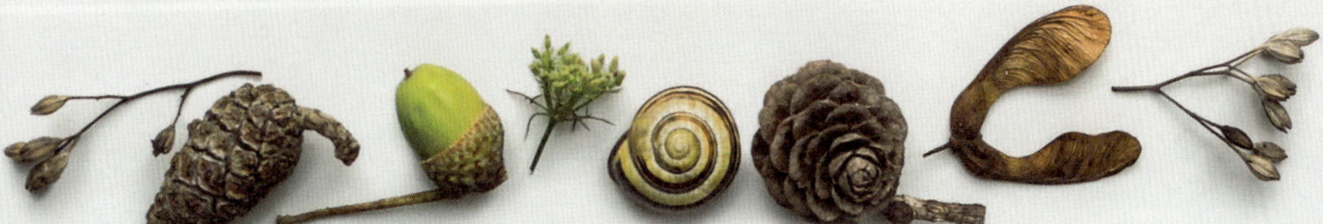

我們已經告別最後的溫暖日子，迎來寒冷與聖誕節的季節。節日期間的閃爍燈光與美食所帶來的放縱，對我來說，卻無法緩解十二月襲來的那份憂鬱。我深知接下來的幾個月，將是最艱難的時期。我從未測量過我的血清素和多巴胺濃度，但是我的整體心境開始轉變，活力消失無蹤。我幾乎可以確信，這些改變源於十二月至二月間的神經化學變化。

當我的思緒進入這種狀態時，就連對自然美景的反應能力似乎也都減弱了。北半球日光強度降低，不僅是觸發這種神經變化的因素，還導致了當地植物發生改變。正是更強的陽光進入我的眼睛，以及歐洲報春、西洋山蘿蔔、糙毛獅齒菊、盛開的櫻花、罌粟與濃郁綠葉的色彩交相輝映，才讓我的心情在春夏期間明顯變得更加輕快。隨著陽光的減弱，花朵開始凋零，色彩從自然景觀中逐漸消失。我的神經突觸因而遭受雙重的遲鈍打擊。

在這幾個星期期間，移動變得愈來愈舉步維艱。憂鬱症感會自我滋養，在靜止中逐漸壯大；因此，離開家門所需的努力彷彿變成了艱鉅的壯舉。低落的情緒、停滯不前、導致情緒進一步低迷、更加不願起身行動，最終形成無法阻止的惡性循環，就像觸發這一切的季節變化一樣不可逆轉。我覺得自己越來越像一隻鬱鬱寡歡的笠螺，固守在原地，但我知道必須找到一個立足點，才能避免墜入這個黑暗、令人眩暈、濕滑如牆的深坑之中。

我不得不強迫自己繼續帶安妮去散步。草地的顏色已經褪去，這幾天的雨水使它們倒在空地上，結成一簇簇被霜凍染成褐色的塊狀物，讓我聯想到那些被丟棄的濕漉漉假髮，甚至還帶著某位美國總統那令人困惑的髮型的影子。野胡蘿蔔和西洋蓍草的花萼已褪成暗啞的顏色，最後幾株糙毛獅齒菊也不再開花，圍繞這片草地的路徑呈現泥濘沉悶的樣貌。我開始渴望那鮮明的葉綠素綠色，但幸運的是，刺薔薇的果實尚未被冰晶侵蝕，偶爾還能看到點點朱紅。沿著這條小徑繞過空地，另一側是一片密集的山楂和綿毛莢　樹叢。這片低矮灌木區是鳥類活動的熱點，在溫暖的季節裡，我曾在這裡聽到歐洲綠啄木、黑頭翁、歐亞鳾鶲、嘰喳柳鶯、歐亞黑鶇、蒼頭燕雀和歐洲鴝的鳴叫聲。現在，長滿地衣的枝條上仍殘留著少量山楂果或山楂實，令我停下腳步仔細端詳。果實呈酒紅色，每一顆都有一個星形的疤痕，標記著五月開花的最後印記：那朵花授粉後結出了這些小野果。它們是一抹令人振奮的風景。八月時，我在這裡摘了數百顆山楂果，浸泡在杜松子酒中。山楂屬於薔薇科，釀出的酒有著土耳其軟糖般的風味，還帶著濃烈芬芳的夏日氣息。今天，深酒

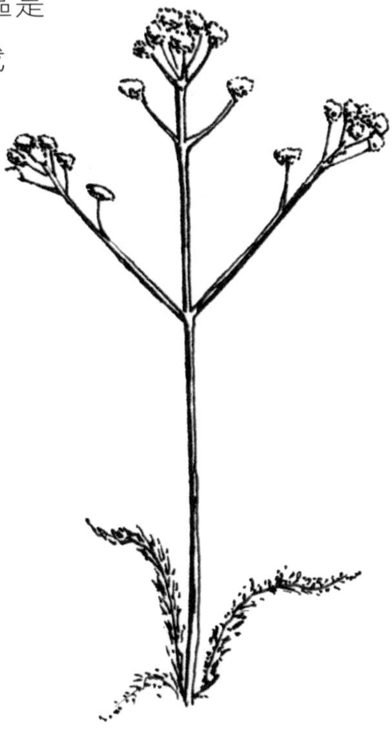

西洋蓍草

紅色的果實，與地衣精緻的藍灰色與黃綠色形成的對比，美得令人驚嘆，讓我對這些色彩心存感激。

我們沿著路徑走回家，經過森林中心那片密集的黑刺李樹叢，接近我十月時看到戴菊鳥的位置時，一陣細微的鳥鳴聲似乎從樹梢間各處傳來。我試著定位這些聲音的來源。一群銀喉長尾山雀正沿著黑刺李的頂端穿梭，但牠們並不像歐洲椋鳥或蒼頭燕雀那樣成群飛行；相較之下，牠們像是展開一場鳥類接力賽，排成一條長達數公尺的隊伍。最前面的個體會迅速向前飛行大約半公尺，隨後的個體再緊接著飛起，接著再由下一隻跟上。牠們依序飛行，而當後方的夥伴追上來時，前方的鳥又再次往前移動。牠們飛行時伴隨著清脆、高亢而略帶呼吸感的鳴叫聲，與牠們的移動節奏一致。我對牠們這種協調一致的移動方式感到驚嘆，像是一場移動的翻花繩遊戲。我曾在劍橋郡的魔鬼堤目擊過類似的行為，那是一條靠近我們小屋的古代盎格魯 - 撒克遜防禦土壘；我也在聖埃德蒙茲伯里附近的布拉德菲爾德森林國家自然保留區見過。或許牠們這樣的行為是為了在移動和覓食時躲避或迷惑北雀鷹，牠們在樹間穿梭，尋找棲息和覓物之地。

銀喉長尾山雀那懸垂般的飛行路線，為牠們增添了一種輕快的氣息。我知道這是擬人化的解讀，但牠們看起來似乎在享受這條環繞穿梭的林間小徑。儘管我心中仍隱隱感到一絲憂鬱，但這片小小的野生景象，以及牠們所帶來的愉悅閒散，確實讓我的心情感到放鬆。安妮卻絲毫沒注意到牠們。我突然意識到，在我專注於觀察這些小鳥的時候，她已經在小徑邊緣發現了一個帶有惡臭的、羽毛覆蓋的屍體，並

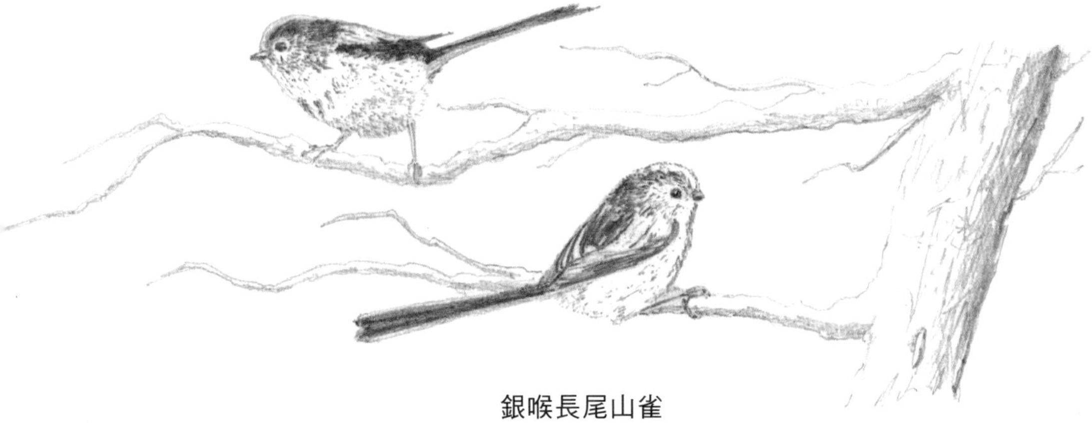

銀喉長尾山雀

在我來不及阻止之前將它吞了下去。我們返回小屋的路上，我開始擔心這個「發現」對她的腸胃帶來可能的影響。

某個午後，我開車離開村莊，穿過芬地沼澤區，前往厄普韋爾村和維肯村。這條路因地面下沉嚴重，有些路段駕車時，讓人感覺彷彿坐在雲霄飛車裡。道路的搖搖欲墜，增添了我在芬地沼澤區度過時，那種恍如隔世的感覺。這片地景有 400 年的歷史，於 17 世紀東英格蘭地區結合英國和荷蘭的排水技術，而改良為旱地之前就形成了。在排水之前，這裡的農地如一片汪洋，當地人靠割蘆葦、狩獵水鳥、捕魚和駁船運輸維生。我們居住的地方離東英格蘭的布雷克蘭地區不遠，地名意為「破碎之地」，以沙質壤土而聞名。地平線上點綴著布雷克蘭的典型海岸松，還有赤楊、柳樹和蘆葦叢。這片土地以農業為主，表示有些地方的生物多樣性因為使用肥料和農藥而較低，呈現一種貧瘠的綠色。然而，這些耕地間點綴著幾處由英國國民信託組織收復的芬地小島。「芬地願景計畫」（Fen Vision）的宗旨在於收購一條連綿的鄉村地帶，連接維肯村至劍橋邊界，並使其復育為 500 年前的水鄉澤國景緻。在我們的村莊郊外，有一片野生草地及一座小型水庫是這個計畫的一部分。在這裡，有時可以看到成群的歐洲椋鳥夜棲，夏季時紅隼會在空中捕捉蜻蜓，而冬天則有來自斯堪地那維亞半島的短耳鴞，在結霜的草地間飄然滑翔，尋覓獵物。

當我穿越芬地沼澤區時，遠方有一群鳥吸引了我的注意，於是我將車子開近一點。這時通常可以看到小群的歐洲椋鳥在芬地沼澤區上空繞行，準備夜棲，但這群鳥的體形較大，牠們在空中劃出誇張的曲線。我停下車，翻找雙筒望遠鏡。牠們鈍圓的翅膀形狀和淺色的腹部讓我認出這是小辮鴴，也稱為土豆鳥。自從孩提時代在車窗外第一次看到牠們，就被這種鳥深深吸引住了。那時，在柴郡的 M6 高速公路旁，一片翻耕的農地裡站著幾隻小辮鴴。牠們那虹彩般的青綠色和黑色翅膀，以及華麗的羽冠所震撼，覺得牠們像是來自遙遠異域的鳥類，彷彿是都市中的天堂鳥。牠們繞旋飛行的姿態和那種略帶腹語效果的金屬音調鳴叫聲，讓小辮鴴更加迷人。小辮鴴如今列入英國鳥類保育關注的受脅物種紅皮書，因為過去 25 年間，成對的繁殖鳥的

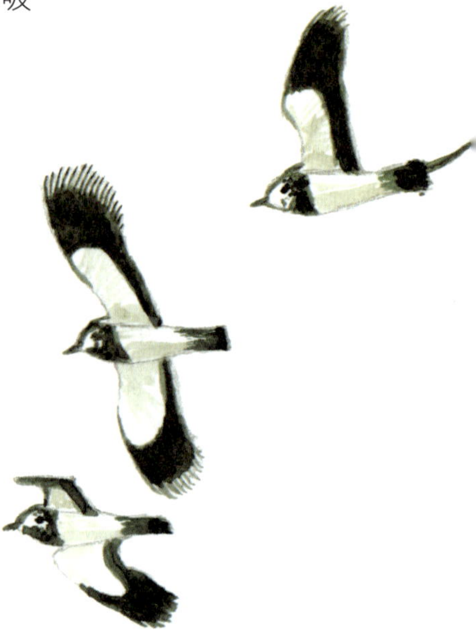

數量急劇下降。因此，能夠看到一群多達百隻以上的小辮鴴在樹木上空繞行飛翔，彷彿炫耀著牠們的飛行技巧，實在令人振奮。那天下午，我的情緒沒有隨牠們一起翱翔，但因這幅景象而略微提振。而且我極度需要這種微妙的情緒變化，因此我坐在車裡，靜靜看著小辮鴴幾分鐘，然後才繼續上路。

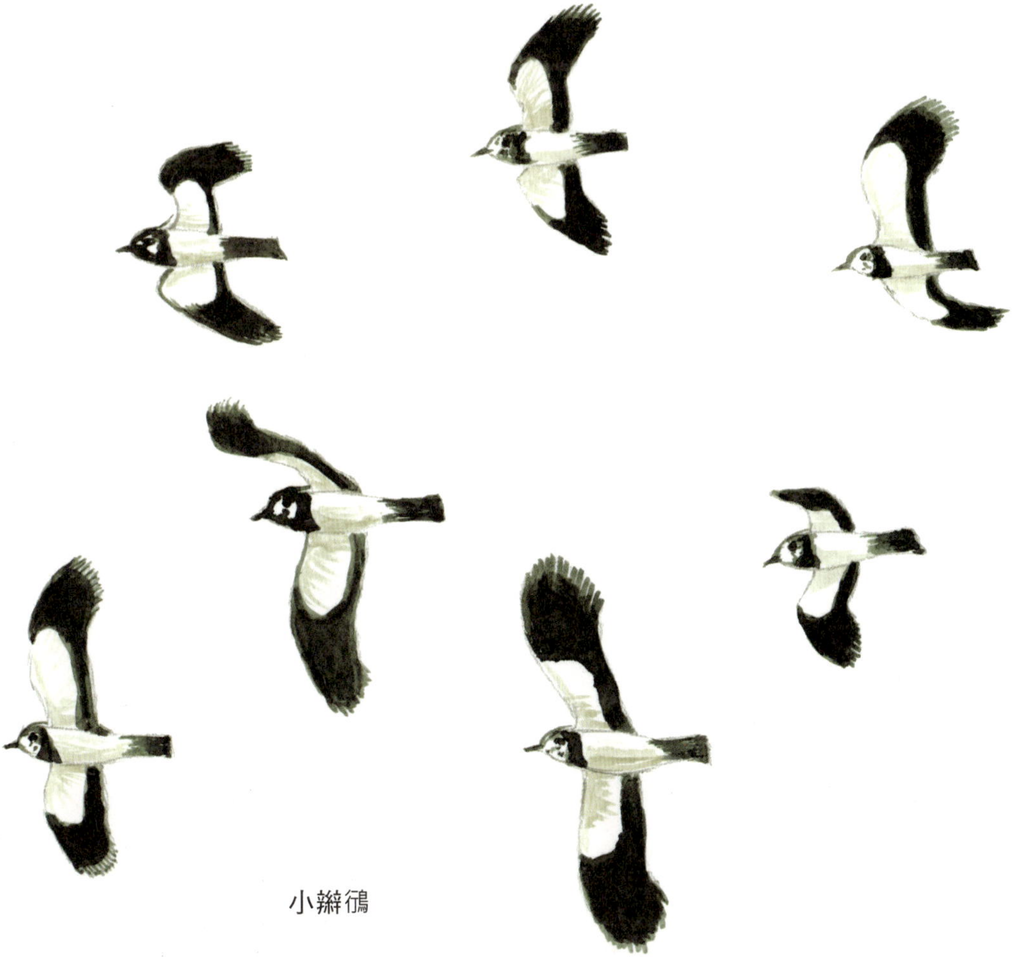

小辮鴴

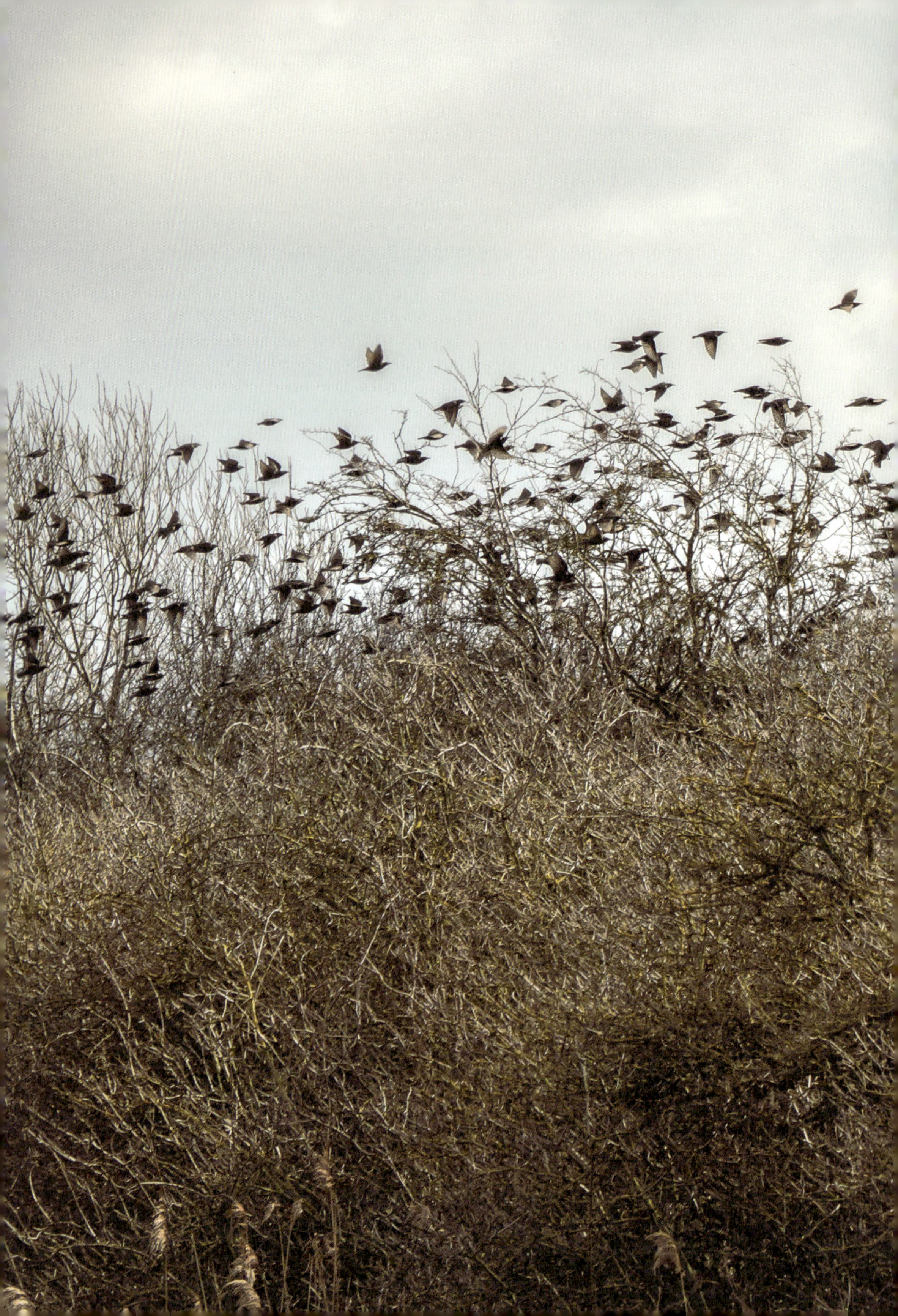

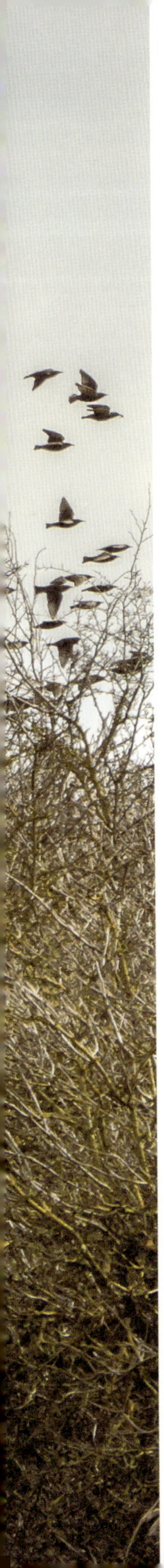

20世紀初以來，這種鳥的數量已經大幅減少。然而在芬地沼澤區，粗放放牧、春季播種的作物以及未經改良的草生地構成了一片多樣化的鑲嵌式棲息地，為小辮鴴的繁殖成功提供了有利條件。

今天是12月21日冬至，日照時間來到一年中的最低點。白晝的黑暗將我壓垮，彷彿一座不可動搖的花崗岩山重重地壓在我的心頭。生活開始像是在黏稠的泥濘中跋涉，每一天都令人筋疲力盡。這是全年中最艱難的幾個星期。我的神經傳導物質雞尾酒似乎缺少了至關重要的成分，那些賦予心理能量和感受快樂能力的物質，而日漸縮短的白晝更是加劇這種缺失。我知道此刻腦中的多巴胺濃度，或許還有血清素濃度，可能都處於低谷。我也不禁猜想，是否還存在其他尚未被發現的神經傳訊分子或成分同時減少，隨著季節性情緒失調愈是控制我的情緒。

〈 一小群在芬地繞行的歐洲椋鳥群飛現象。

坦白說，讓自己動起來，甚至讓自己活下去，已經用盡了我所有的努力。因此，在隆冬時節，我允許自己放下每日步行的規律，而我發現，開車穿越芬地沼澤區的郊區，對我的心靈幾乎能帶來與進入森林相同的益處。我知道，毫無明確目的地開車兜風並不符合生態倫理，內心的愧疚感會啃噬我。但我也清楚，如果我能看到冬日裡光禿的樹木映襯著灰白的天空，瞥見一隻紅隼在路邊上空懸停振翅，或者在田野間發現一小群忙碌的灰山鶉，我的思緒會發生微微的變化，儘管輕微，卻是無比珍貴，彷彿有幾隻歐洲椋鳥正從棲地掠起。

我開車前往達靈厄姆，一個位於我們家和哈弗希爾之間的小村莊。這條路兩旁是休耕地、收割後的農田、小片樹林地和雜亂的樹籬。我已經在夜間沿著這條路行駛過數百次，那時，我的心靈正被疾病的餘波或困頓日子無止境的衝擊所折磨。駕車途中，我曾經看見貓頭鷹：灰林鴞、縱紋腹小鴞和西方倉鴞。我也看到過歐洲野兔，時而蹲伏在窩坑裡，時而與車並行全速奔跑，彷彿在與車子賽跑。有時，老鼠或田鼠會驚慌失措地穿過車道。而白鼬或小黃鼠狼則更是罕見的光景，牠們就像帶著殺機的毛茸茸雪茄般迅速掠過柏油路。

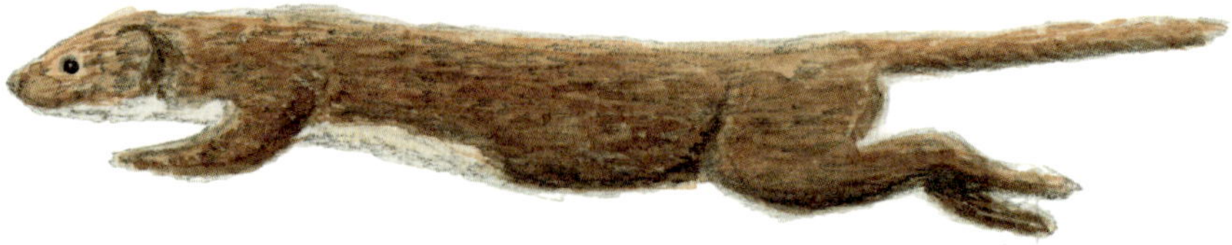

小黃鼠狼

在我們村莊和達靈厄姆之間有一片地勢稍高的地方：是個低矮的高原，覆蓋著翻耕過的農地。這條路兩旁種滿了年輕的歐洲白蠟樹。傍晚時分，有時會有一隻西方倉鴞棲息在其中一棵樹上。開車途中，我注意到一些黑色的身影映襯在冬小麥的背景下，轉頭一看，發現有幾隻鹿正朝與我相反的方向移動。我把車停在路邊，仔細觀察，看到其中一隻是公鹿，頭上短短的鹿角顯得醒目，牠們的臀部還有相當大的一片橢圓形白毛。這些是歐洲狍鹿，牠們在田野上邁步行走的模樣令人欣喜。這是個古老的場景，是一種世紀以來目睹無數次的景象。雖然歐洲狍鹿在鹿科動物中的體型較小，但牠們是英國體型大的哺乳類動物之一。而且，在離我住處不遠的地方，就有一群野生的歐洲狍鹿。雄鹿那高貴的儀態，以及三隻鹿排成一列行走的樣子，像森林裡的象形文字般，讓這次的目擊格外特別。這些狍鹿讓我想到我們的土地如何被現代農業、化學肥料和殺蟲劑摧殘。為了種植更多農作物、追求最大化的利潤，我們砍伐了森林，毀掉了草生濕地。我想到蜜蜂的困境，授粉者的族群量銳減，以及這如何威脅到我們許多種鳥類的生存。然而，這些歐洲狍鹿依然行走在冬小麥的田野上。能看到牠們是一種幸運，但我的心情卻矛盾重重。我渴望一瞥 16 世紀的英格蘭，那時牠們的祖先還生活在這片土地上；我渴望置身於一片鄉村，那裡每年回歸的普通夜鶯和大杜鵑不再減少，那裡成群的黍鵐依然能在農田上過著豐衣足食的生活。我很高興見到了這些歐洲狍鹿，牠們的現深當然對我的心境有所幫助，就像每一次的目擊，但當我駛離時，心裡卻感到憂慮。

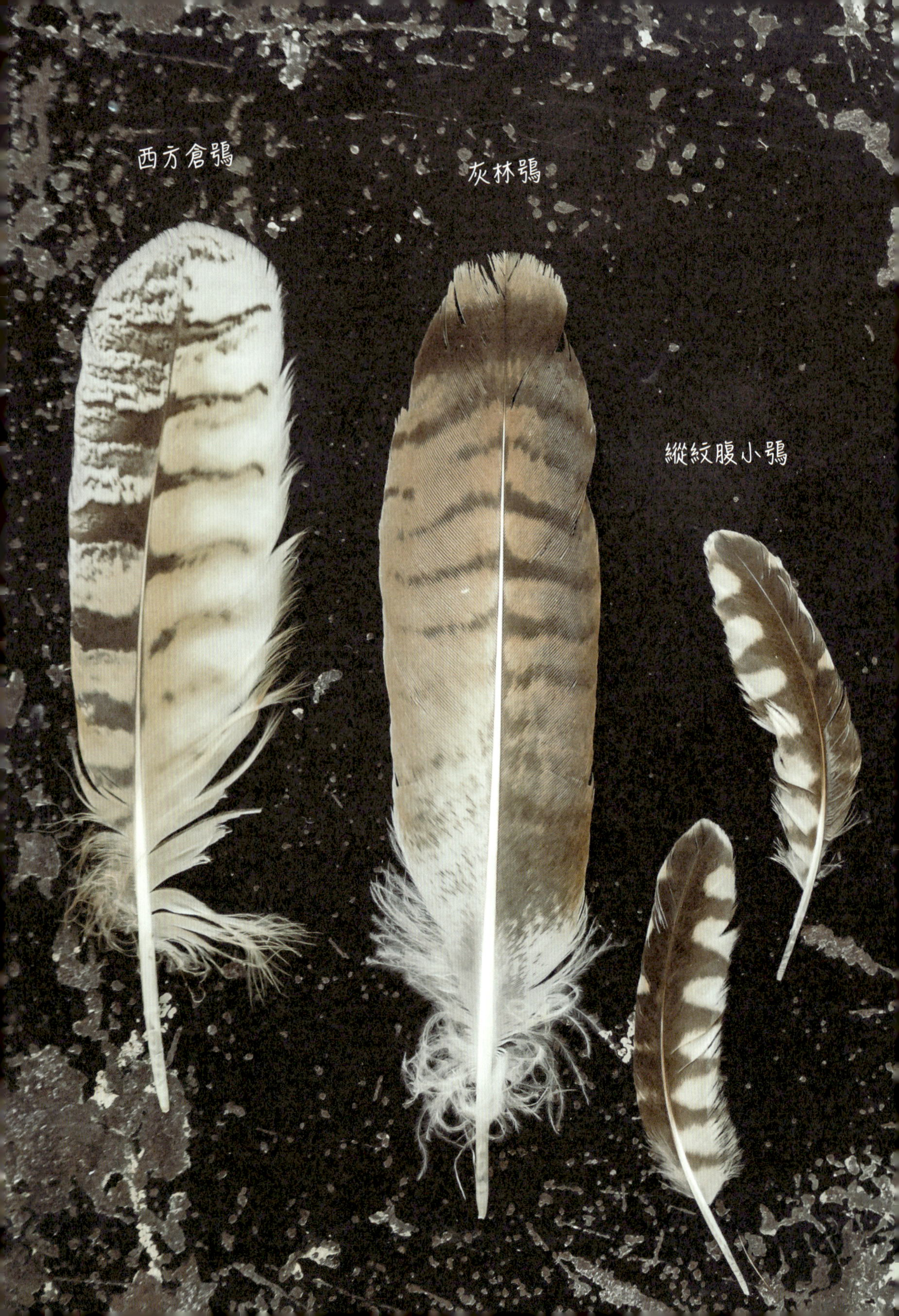
西方倉鴞
灰林鴞
縱紋腹小鴞

7月

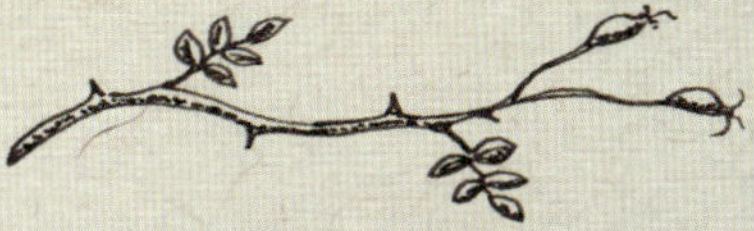

瓢蟲入眠、雪花蓮乍現

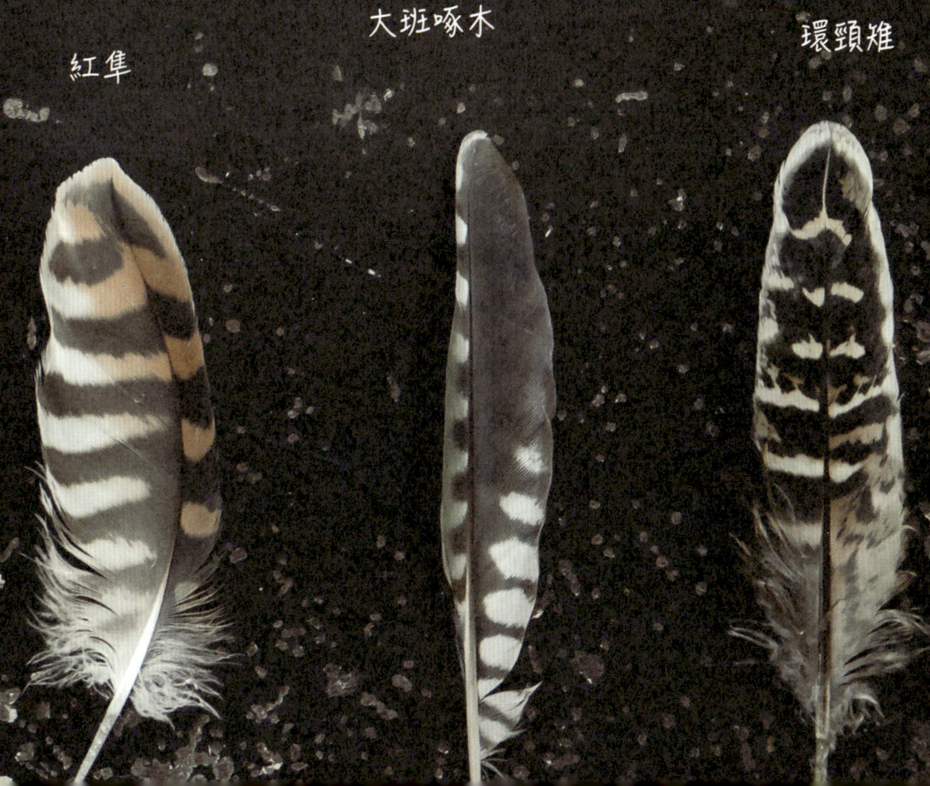

每次新年的到來，總是讓我感到一絲如釋重負。聖誕節與春天之間的這段日子，無論從氣象還是心理層面來看，都是最陰暗的。然而，1 月 1 日對我來說卻是一種心理上的里程碑。冬季已經過了一半，我成功地挺過了最深沉的憂鬱谷底。懷抱著這樣令人鼓舞的想法，我的心情也會輕快幾分，迎來幾天清新而輕鬆的感覺。

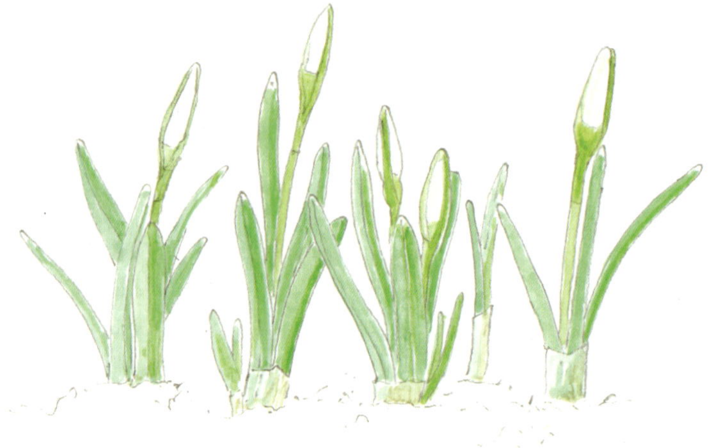

雪花蓮

新年的頭幾天，當我和安妮走向森林時，我知道在小徑左側，鄰居擁有的一片土地上，雪花蓮正悄悄冒出。我透過籬笆張望，但雪花蓮通常出現的地方離我站的位置太遠，無法分辨眼前看到的是禾葉還是新芽。籬笆間有一扇小門通向這片圍起的區域，我偷偷走了進去。果然，那裡有雪花蓮，僅僅幾公分高，顯得異常青翠飽滿，彷彿充滿了生命的汁液。這是我一年中分水嶺式的發現：最早的開花植物嫩芽。這就像經歷了數星期的寒冷後，第一次品嚐到暖意融融的咖哩；又或是三月微弱陽光下，第一次在戶外喝的那杯茶。這些雪花蓮的意義，簡直就像《星際大戰：新希望》的植物版。

有天傍晚，我從劍橋開車回家，時間還不算太晚。大女兒和我一起，剛剛度過了一個愉快的購物日，還享用了美味的漢堡，心情十分滿足。當我減速進入村莊時，我注意到樹籬附近有些微的動靜。「怎麼會有孩子在黑暗中等車？」我想，但那並不是小孩。那是一隻山羌，正站在公車站牌旁邊，彷彿在等 10 號公車去紐馬基特。我的車頭燈只是稍稍驚動了牠，牠慢慢鑽進了公車站牌後方的樹籬裡，藏住了頭和前半身，但棕色的臀部卻留在外面。牠就這樣站著，周圍是樹枝，屁股明顯地露在外頭，卻自以為自己完全隱身了。這情景讓我想起小女兒還小的時候，玩捉迷藏時，她總會用手捂住自己的眼睛，天真地以為這樣就沒人能看見她了。

我不禁想，這是否就是去年秋天那隻每晚都喚醒我兩個女兒的山羌。牠曾經在凌晨時分跑到我們小屋前的村莊綠地，大聲而嘶啞地吠叫，向潛在的伴侶示意，也許牠正是如此「聲名遠播」。抑或牠可能是去年春天我在同一片圍起的林地裡看到的年幼山羌的父親。那片林地正是我近日見到雪

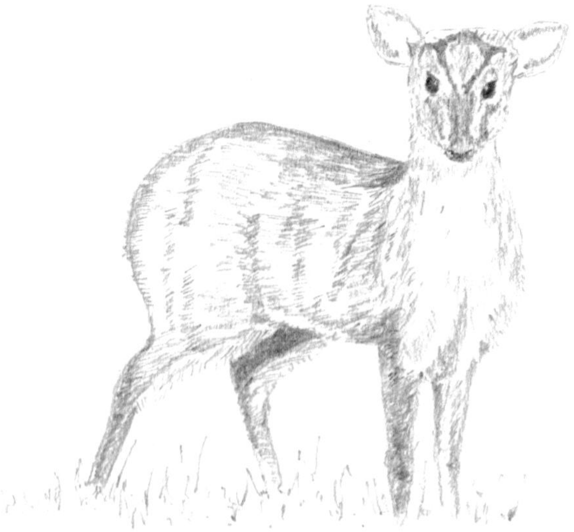

山羌

花蓮新芽的地方。那時，我正帶著我們的第一隻狗咪妮走向森林。咪妮那時已經非常老了。我聽到左邊樹叢中傳來一陣尖細的啾啾聲，隨後是一聲響亮的沙沙聲。一隻成年山羌像稍顯圓潤的羚羊般，從圍欄邊跳了出去。牠回過頭來盯著我，發出粗啞的低吟聲。這時，從樹莓叢下迅速竄出小小的身影：是個栗色的縮影，體型和小貓差不多。這隻年幼山羌跑向牠的母親，隨後牠們穿過一片稀疏的山楂樹籬，消失在我的眼前。

看到雪花蓮不久後，天氣和景色變得徹底濕冷且毫無色彩。白晝依然短暫，光線微弱，提振情緒的神經傳導物質逐漸消退，能量水準也一蹶不振。在這種天氣持續幾天後，連移動都變得更加困難。我蜷縮在小屋裡，思緒被一層沉重的倦怠與僵滯覆蓋。我渴望陽光。我聽著《情迷四月》（An Enchanted April）的有聲書，那些描寫紫藤盛開、陽光灑滿庭院的段落，如同一劑慰藉的良藥。我睡得很多，就像一隻憂鬱的刺蝟。

隨著這個月的推移，天空逐漸放晴，氣溫也隨之下降。水坑結上了冰，泥土變硬，我每走一步，腳下便傳來低沉的聲響。森林中僅存的果實被冰晶刺穿，細胞炸裂而變黑。在這種刀鋒般銳利的冬日裡，淡淡的陽光低掛於如水彩般柔和的天空，能讓我的思緒從昏沉中清醒過來。我感激這種帶來活力的氣壓變化。當我和安妮沿著熟悉的小徑在森林裡行走時，冰冷的空氣讓我的臉頰刺痛。我聽到了更多銀喉長尾山雀的鳴叫聲，牠們在年輕的山毛櫸樹頂間活動，隱約能瞥見牠們穿梭於乾燥的古銅色樹葉間。我們沿著森林邊緣往前走，從榛樹所在的轉角，循著環繞森林邊緣的黑刺李粗樹籬走過去。在我們的右手邊，山毛櫸樹下的土壤在一些地方裸露出來，呈現出富含白堊的淡白色。野胡蘿蔔和竊衣的花萼，還有枯草及赤裸的刺玫瑰藤蔓，織成了一幅灰色和淺棕色交織的拼圖。在這些景象間，偶爾能看到幾處結霜的水池，散發出冬日特有的靜謐之美。

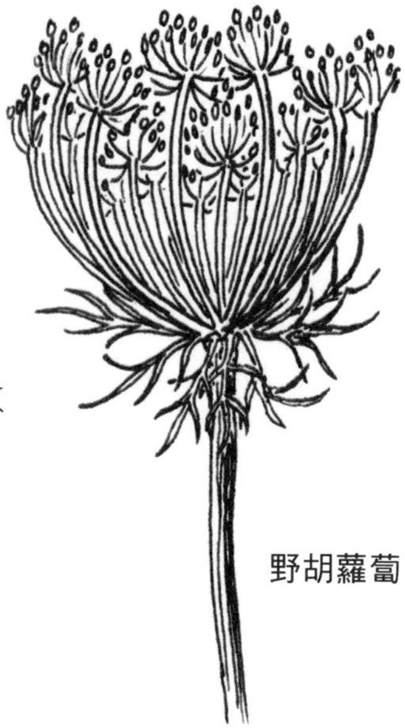

野胡蘿蔔

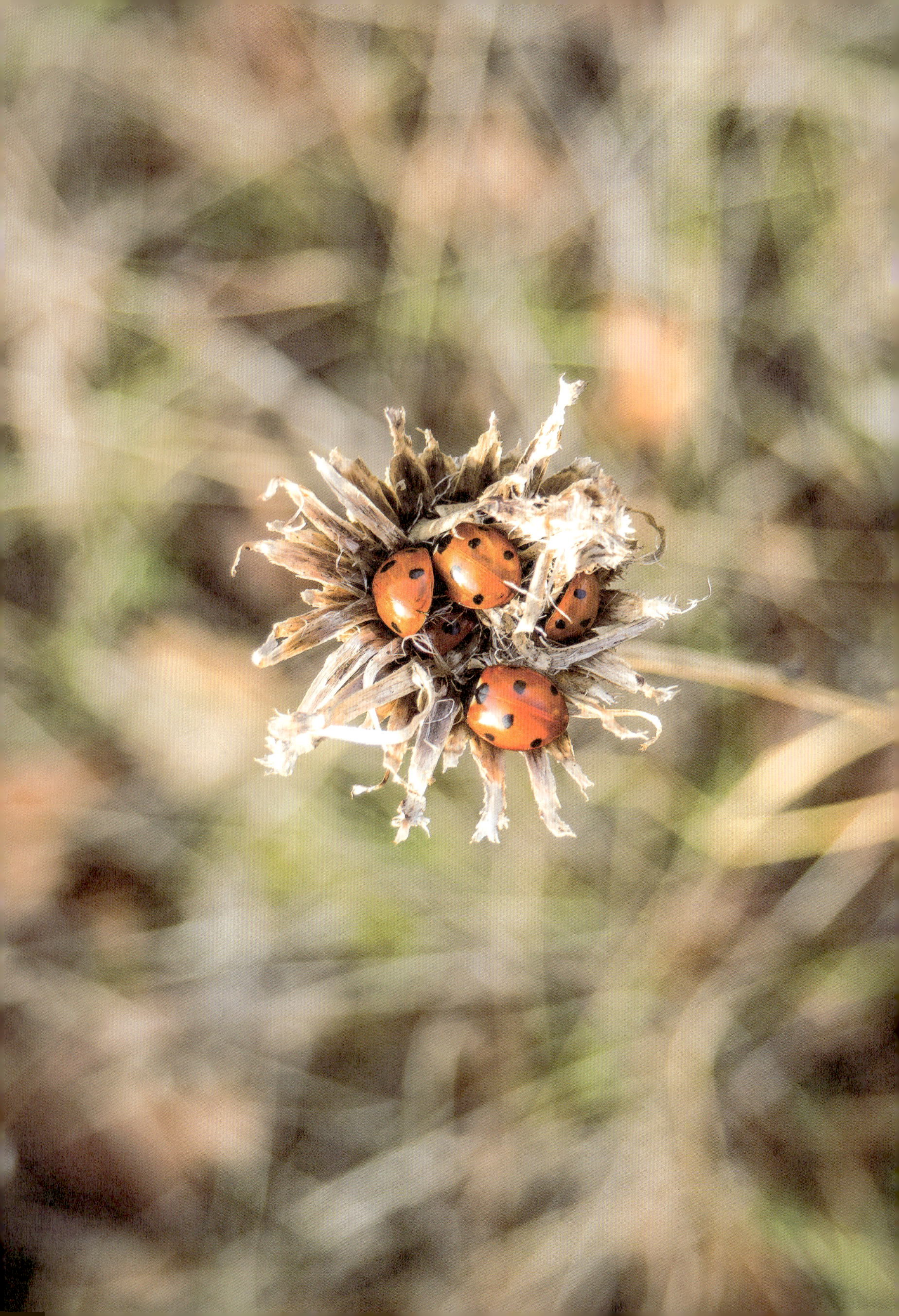

矢車菊是矢車菊的多年生近緣種，在這片土地上生長。六月和七月間，它們盛開成一片濃烈的紫色霧景，深受食蚜蠅、蜜蜂和蝴蝶的喜愛。在溫暖的日子裡，那些平坦而帶著細緻流蘇邊緣的深紫色花朵，是觀察當地昆蟲多樣性狀況的理想之地。而在如今的一月，它們乾枯的花萼依然矗立，正是我十月時所描繪的那幅景象。陽光展開了矢車菊花萼的花瓣狀鱗片，形成了像微型乾燥向日葵的形狀。當我仔細觀察時，視線中閃過一抹微弱的紅色。起初我以為是因為彎腰過快引起的視網膜閃光，但那朵紅色一直存在。仔細看過去，我才發現，許多花萼的中心藏著瓢蟲。其中一個花萼中，五隻瓢蟲安靜地窩在那裡，一動也不動，進入冬眠的遲鈍狀態。花萼的中心帶有細毛，能捕捉空氣，形成一層隔熱層，防止霜凍滲透，在寒冷的晴朗夜晚保護了瓢蟲。

瓢蟲在冬季聚集成群共同度過寒冬是有原因的。如果在牠們活躍的日子裡被鳥類或其他掠食者攻擊，瓢蟲會從腿部關節釋放出一種帶黃色的液體，這種液體有個頗具哥德式風格的名稱「射性出血」。它富含生物鹼，對鳥類而言苦澀且氣味難聞。與牠們鮮明的顏色一樣，這種反應成為了有效的防禦機制。大多數鳥類在嘗試吃第一隻瓢蟲時因毒素而遭受刺激後，往往會避免再捕食瓢蟲。然而，在冬季，瓢蟲的主要食物：蚜蟲或介殼蟲並不存在，氣溫過低也使牠們無法活動，瓢蟲必須進入冬眠才能存活。在十一月至隔年三月間，反射血的生成會消耗大量能量，瓢蟲無法承擔這樣的損耗，因此遭受攻擊時不再釋放這種液體。相應之下，牠們會聚集在不受霜凍影響的地方，例如歐洲紅豆杉的針葉間、山

〈 在矢車菊花萼內冬眠的瓢蟲

毛櫸枯葉的卷曲處或刺薔薇枝條的凹隙裡。若有隻歐洲鴝或林岩鷚決定冒險將冬眠的瓢蟲當作點心，其中一隻可能會被犧牲，但其他的瓢蟲依然會緊密地靠在一起，乍看之下像隻大昆蟲，身披紅黑相間的警戒色。大多數瓢蟲個體將存活到三月或四月的暖春，新的一年將從此展開。看到這些廣受喜愛的甲蟲依偎在植物的小床上，讓我感受到如發現寶藏般的喜悅。對我而言，牠們就是「甲蟲寶石」。這個月早些時候隨著濕冷天氣而來的憂鬱，也隨之稍稍散去。

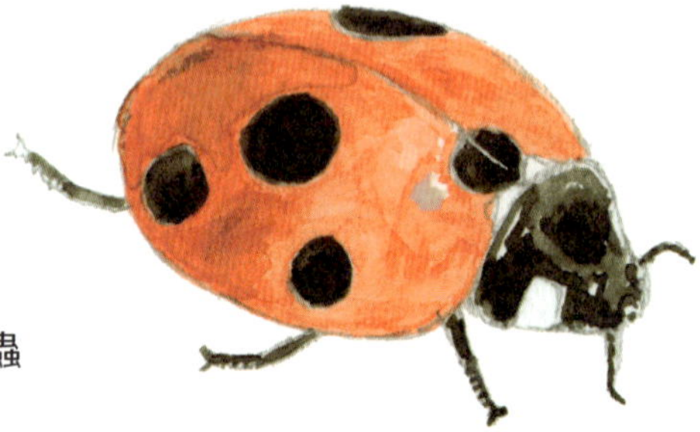

瓢蟲

我收到消息，一個足以讓自然觀察愛好者的心，像安妮聞到香腸時一樣雀躍的消息。沃爾伯斯威克海灘上，每天夜裡都有一場四萬隻歐洲椋鳥盤繞群飛的壯觀場面。我在 Instagram 上看到了這個消息的證據。想到能親眼目睹這樣一群巨大的鳥群在空中翩然起舞，彷彿成為一個完整大型生物體，我的冬日憂鬱似乎也能隨之驅散。我迫不及待地想去見證這一奇景，於是傳訊息給剛搬到薩福克的朋友梅爾。她也是一位自然觀察愛好者，同樣為這個想法感到興奮。我開車去接她，然後我們一起前往沃爾伯斯威克，傍晚前一、兩個小時到達。穿過一座混凝土橋，我們向賽斯維爾和一片廣闊的蘆葦床方向翻越沙丘。似乎我們都有一種想要仔細端詳鵝卵石的衝動，而這片海岸線上，大量經海水打磨的燧石、紅玉髓、碧玉，甚至波羅的海琥珀，使我們在路途中彎下腰，目光停留在礫石灘上，尋找帶孔的哈格石和圓潤如蛋的燧石。

我們沿著一條高聳的沙丘小徑行走，小徑環繞著一片蘆葦床，據說歐洲椋鳥就棲息於此。隨著光線逐漸減弱，雲朵泛起杏色與桃色的光澤，我們的目光緊盯著地平線。「哦，牠們來了！」我興奮地說，遠處的森林上方出現了一群鳥。然而，當牠們靠近時，我們發現那是普通渡鴉，而不是歐洲椋鳥。令人懊惱的是，又有幾群普通渡鴉從我們頭頂掠過。我們只好分散注意力，把望遠鏡對準蘆葦床。一隻小白鷺站在池塘邊，像哨兵般警戒著，隨後展開弧形的翅膀飛起。看到小白鷺的那一刻，我感受到與目睹蒼鷺時相同的悸動。這類鳥的剪影總帶著翼龍般的古老氣息，牠們的飛行動作彷若懸臂機械，有些僵硬，彷彿像一隻小鳥木偶，牽動著連接的細繩，被人啟動傀儡般的飛行。

天空依然一隻歐洲椋鳥也沒有，但我們不願承認挫敗。一小片翻滾的雀群從蘆葦上方掠過，但暮色已降，無論是梅爾還是我，都無法辨識牠們是哪一種鳥。天空中的玫瑰桃色變得更加鮮豔，倒映在小白鷺曾站立的池塘中。短短幾分鐘，我們眼前的景色美得令人屏息。我們又多待了一會兒，一邊聊著泥土的療癒特性和我們對渡鴉的喜愛，一邊注視著天色的變化。天空的光芒逐漸暗淡，光線變得顆粒分明。我們終於明白歐洲椋鳥不會來了，便沿著沙丘小徑走回村莊。雖然沒能看到那翻騰的鳥群，我們夢寐以求的壯觀景象，但一種內心的平和感卻悄然而至。與朋友一起在海岸上度過的時光讓人感到療癒，餘韻悠長，讓我的心情在接下來的幾天裡都好轉了許多。

接近月底時，我經歷了一連串目擊貓頭鷹的經驗，或者說得更準確，是一次「貓頭鷹議會」的聚會。就像十二月時的北雀鷹，牠們似乎協調好了自己的現身時機，彷彿在牠們之間開過會，決定在一月的最後一星期接連現身於我眼前。某個晚上，孩子們上床睡覺後，當焦慮悄然爬上心頭、春天仍遙不可及時，我開車沿著熟悉的路前往達靈厄姆，渴望分散注意力，也希望在黑暗中暖暖的車廂裡找到一絲安慰，彷彿被包裹在一個舒適的車繭中。

當我左轉朝哈弗希爾方向行駛時，鄉野景色逐漸展開。道路左側是一片大農地，沿邊排列著大牛防風的花萼和年輕的岩槭。右側則有一道由圍欄圍起的放牧地。駕車途中，我注意到圍欄的線條似乎有些異樣；有兩個黑影打破了木樁的規律排列。我在下一個農場小路掉頭，駛回去一探究竟。當我看清楚時，心中一陣雀躍：是兩隻縱紋腹小鴞，像微型哨兵般站在圍欄上。當車靠近時，牠們飛起來，畫出交疊的弧形飛行路徑，遠離圍欄後又迅速回到原位。牠們的飛行風格略顯慌亂，像海鸚或鵪鴣般，給人一種匆匆忙忙的感覺，彷彿一旦放慢速度就會從空中掉下來。這是一幅滑稽的景象，再加上牠們在注視車輛時那似乎皺眉的表情更顯有趣。縱紋腹小鴞額頭的羽毛圖案讓牠們看起來像是帶著永久的怒容，彷彿對我的到來表達著不滿。

幾天後，我開車去隔壁村接課後社團活動結束的小女兒回家。當我經過農場商店附近那排年輕的椴樹時，一隻西方倉鴞正靜靜的棲息在其中一枝樹枝上，目光專注於樹下的草地。天色已近全黑，暮色籠罩四周。這隻鳥的蒼白色羽毛讓牠看起來像是一幅底片，彷彿是暗色貓頭鷹在亮天空中的反轉影像。就在數公尺之外有一座穀倉，我知道這裡是西方倉鴞的巢穴。那是農場的一部分。七月份，我去這裡的小誠實商店買切花時，曾聽到穀倉的波浪狀鐵皮裡傳出一聲沙啞的嘶嘶聲。我走到院子的另一邊，看見一對翅膀迅速振動，於是靠近圍欄觀察，瞥見一隻西方倉鴞飛進穀倉牆壁下方簷口的一個小洞裡。這座農場位於兩個村莊之間的土地上，是一片休耕地和古老草生地交織的拼圖，西方倉鴞似乎在這裡生活得很舒適。西方倉鴞的巢穴是令人欣慰的跡象，暗示著這片田野中有著健康的老鼠和田鼠族群。即使我在這片區域見到西方倉鴞的頻率相對較高，但我從未因此感到厭倦，也從未將這樣的景象視為理所當然。

下個星期，我前往薩福克海岸。在那裡有一間改建的小型穀倉將成為我的臨時住所，為期幾天的時間裡，我打算好好寫作、短暫逃離育兒的日常，並享受一些沿海的時光。當我的車燈掃過希布頓格林一處整齊的灌木籬時，轉角處修剪整齊的女楨樹頂上佇立著一隻灰林鴞。此刻後方沒有車輛跟隨，我停下車，車燈的光柱照亮了這隻鳥。牠毫不驚慌，站在原地，似乎對車燈毫不在意。灰林鴞凝視著車子，微微側著頭，左右搖擺，像是在試圖蒐集更多關於光源的資 訊。牠胸前的羽毛圖案酷似

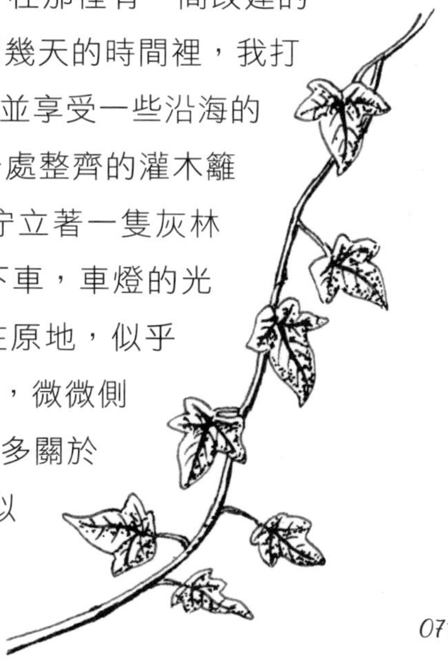

橡樹的樹皮，使牠能在白天輕鬆隱身於樹木間而不被發現。牠的嘴喙兩側的灰白色羽毛形成了淡淡的「鬍鬚」，為牠增添了一種頗具威嚴的、高傲的神態。

從童年時期，我在睡前聽人讀《小松鼠納特金的故事》時，就對灰琳鴞懷著一絲敬畏。在故事裡，那隻無禮的大膽松鼠主角挑釁並嘲弄灰林鴞老布朗（Old Brown），不停地在牠面前跳舞。然而，當牠耐心的極限被突破時，老布朗突然失去如雕像般的沉著，用銳利的爪子將納特金按倒在地。比翠克斯·波特描繪這一場景的畫作中，老布朗神色瘋狂，目光中透著捕殺的決心。納特金雖然僥倖逃脫，但那幅畫以及這個故事卻總讓我感到不寒而慄。那或許是我第一次意識到，自然既能令人著迷，也能殘酷無情。當我看著這隻站在女楨樹籬頂端的灰林鴞時，童年對老布朗的恐懼再次浮現，並讓我想起那種初次感受到世界可能充滿困難與不安的震撼之感。

這隻貓頭鷹的羽毛看起來異常柔軟，我不禁浮出一種想觸摸的渴望。這種濃密的羽毛能保暖，對於經常坐守獵物而非主動出擊的掠食者來說非常重要。此外，牠最外層的飛羽邊緣呈梳狀的「梳狀羽緣」，能有效擾亂氣流，使牠在俯衝捕獵時的翅膀拍動幾乎無聲。牠那極具表情的正面雙眼，也許正是讓人類認為貓頭鷹智慧的原因之一，實際上則是為了在牠們的視網膜上蒐集盡可能多的光子，使牠們能在昏暗、只剩貓頭鷹能活動的微弱光線中看清獵物並伏擊。正是這些特徵，使貓頭鷹得以

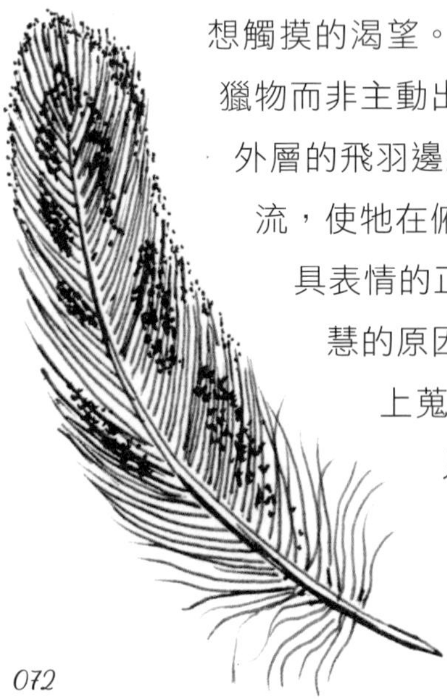

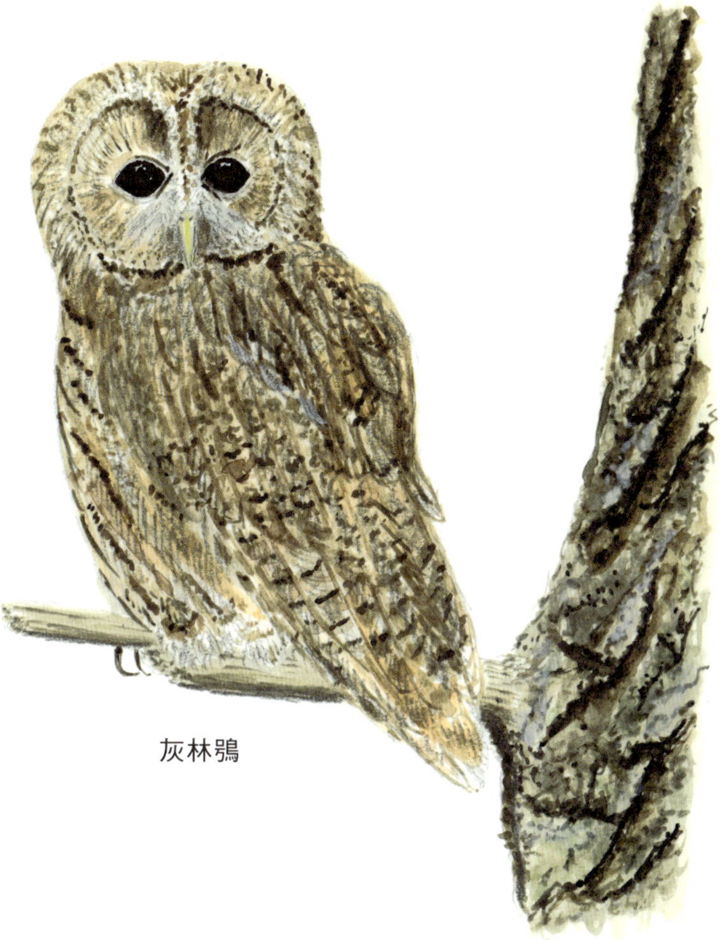

灰林鴞

更高效地捕食小型哺乳類動物，而這些特徵也正是最令我們人類著迷之處。這隻棲息在籬頂的灰林鴞最後決定離開，展開帶有栗色和深棕色條紋的翅膀，輕輕飛向遠方。

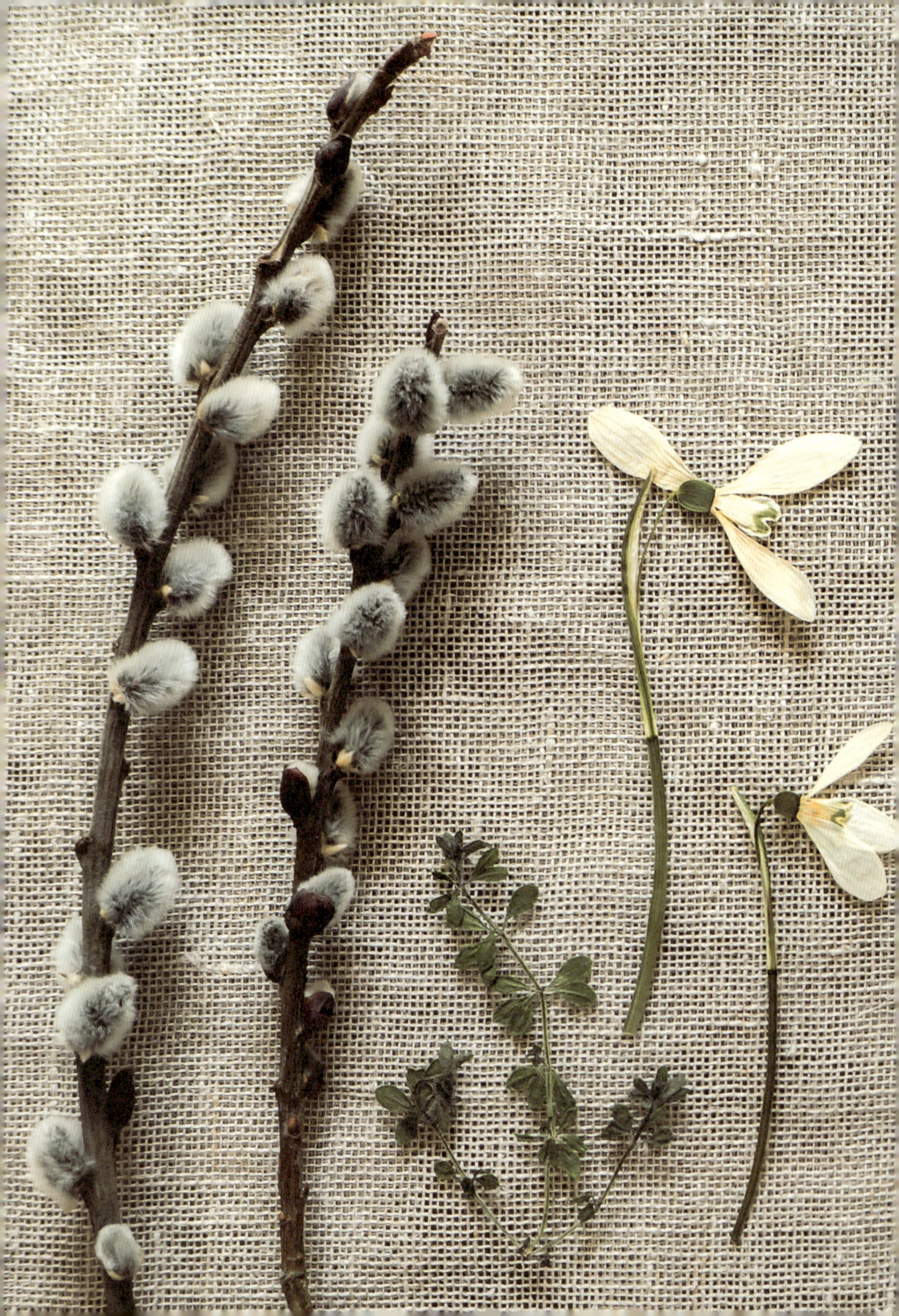

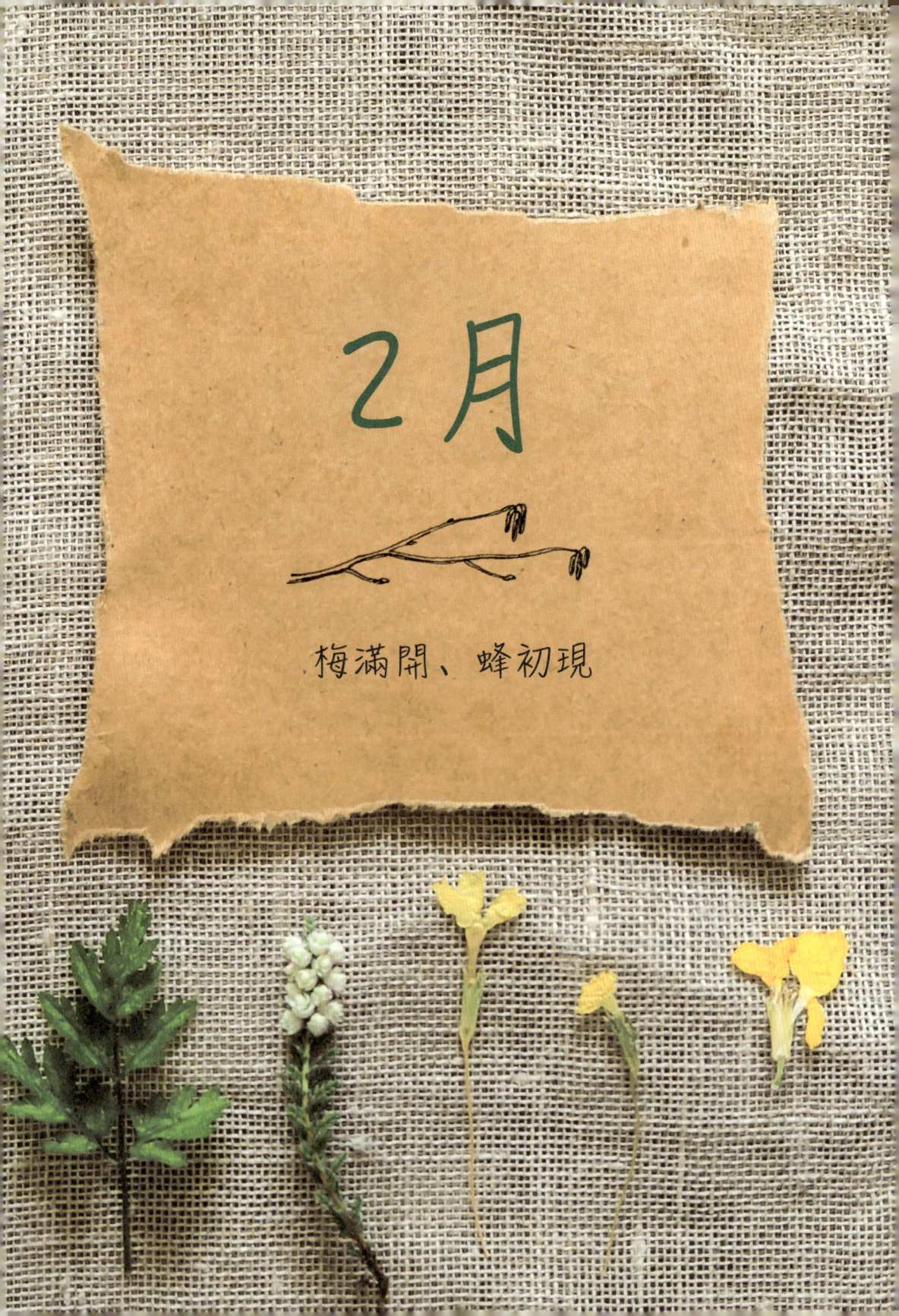

2月

梅滿開、蜂初現

自從新年以來，天氣比去年同期更加寒冷，這也影響了植物的季節性進程。當地植物體內的分子時鐘放慢腳步，葉片的生長與花蕾的萌發進入了停滯狀態。自從我們搬到這片芬地沼澤區的鄉間平原以來，一年四季在我腦海中描繪成一場花卉接力賽：隨著月份的推移，各種植物依序綻放，就像一條按時間排列的花卉傳送帶，從二月的冬季迎春花與雪花蓮開始。然而，今年這場熟悉的野花接力卻遲遲未能啟動。低溫推遲了這起發號施令的槍響，我因此感到急不躁不安。我下定決心，要儘可能去尋找更多的跡象，去捕捉季節變化的每一絲端倪。

雪花蓮的花苞逐漸成形，卻彷彿停在一種懸浮的靜止狀態中。最終，它們還是無可避免綻的放了。最早開花的是我鄰居那片土地上的雪花蓮，上個月我曾看到它們的嫩芽。這是一種高大的變種，比英國藍鈴花還要高，白色的花鈴形狀像一顆顆果凍糖。當我帶著安妮走向主要林地時，看到它們的花朵，對我的大腦產生了一種難以言喻的歡欣效果，我高

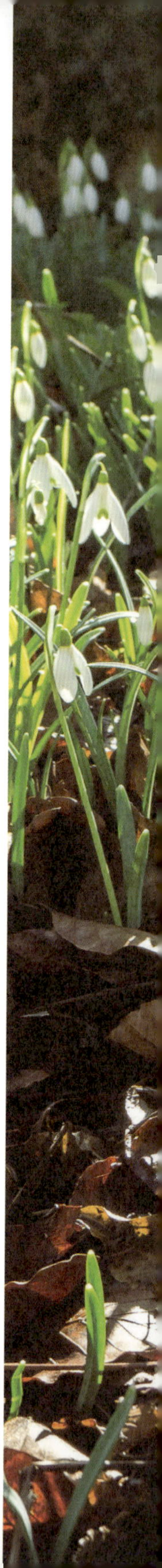

埃克斯寧路旁盛開的雪花蓮 〉

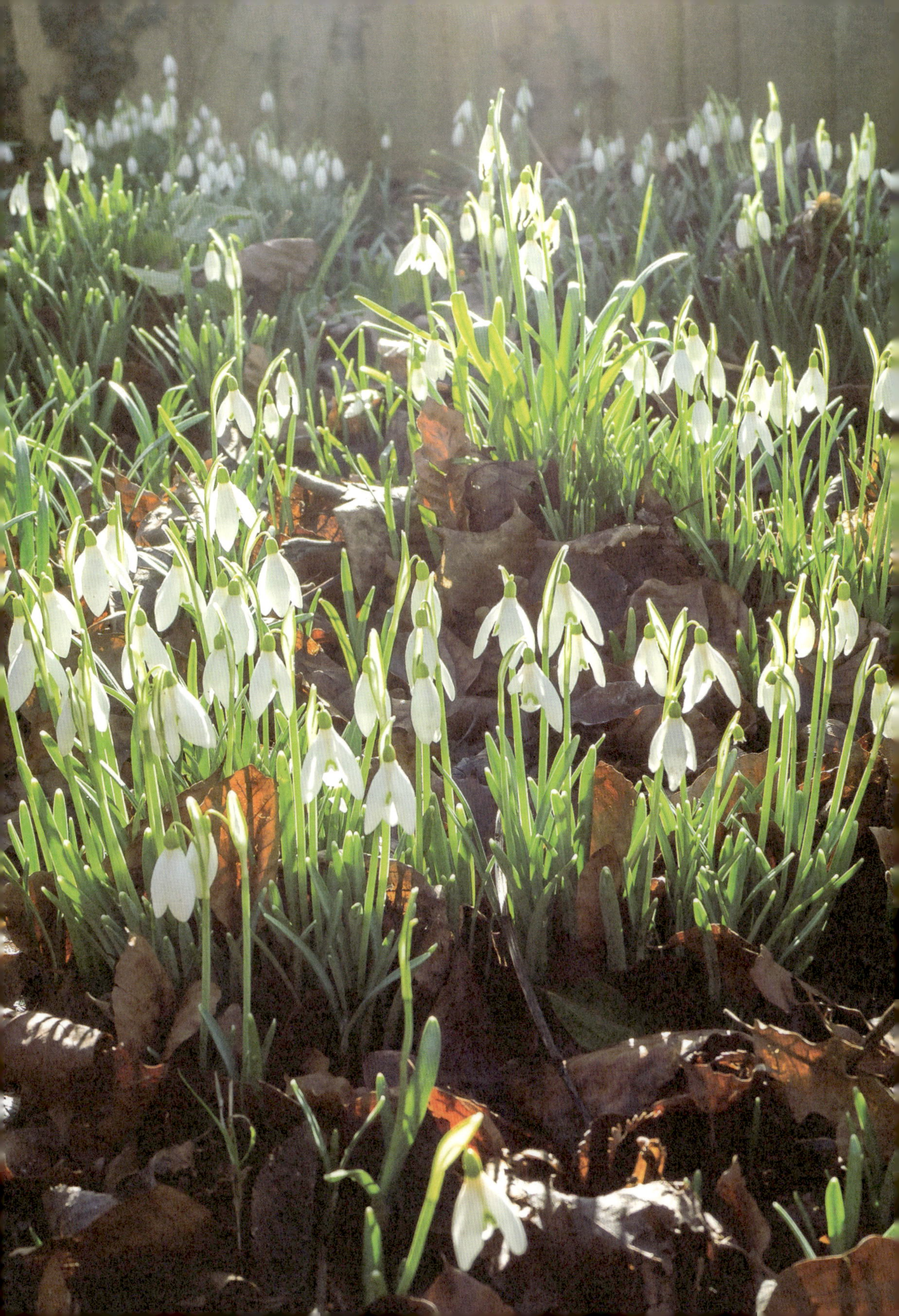

興得幾乎熱淚盈眶。那星期後面幾天，我在前往超市的路上，經過埃克斯寧，看到路旁一片雪白的景象。數百株雪花蓮在那裡盛開，乾淨清新，彷彿植物界的潔白亞麻。我將車停在附近，拍下這片花海，沉浸於它們的數量之中。這些實實在在的季節變化標誌，令我感到安慰與欣喜。

在我們的小屋附近，第一抹花朵的綻放，對我而言就如同第一隻家燕歸來同樣令人振奮。這表示春天真的來臨：當陽光溫暖我的背影，我漫步在林間時；當紅襟粉蝶在蒜芥間輕舞；田埂與路邊則披上了大牛防風編織的精緻蕾絲花邊。這是微妙的季節標誌，卻帶來極大的愉悅，每年我都像孩子在聖誕早晨般，滿懷欣喜的尋找它們。野生櫻李總是在這片芬地沼澤平原邊緣最先綻放。它的花朵纖細而短暫，稍大於黑刺李或野生李樹，並由去年的綠色纖細莖枝襯托出它的與眾不同。

我沿著一條從伯韋爾到埃克斯寧的僻靜小路駛去，這條路經常能在耕地中見到歐洲野兔。一小片成熟的林地沿路綿延數百公尺，隨後逐漸讓位於芬地沼澤區典型的開闊平原與樹籬。我放慢車速，希望能看到一隻歐洲野兔。就在林地的邊緣，轉為騎行小徑與新翻的土壤交界處，我注意到一抹柔和的光芒，一絲額外的亮色。也許是枝條間卡住的垃圾，也許是樹籬間隙露出的冬末天空的碎片。我停下車，仔細觀察。那兒，就是今年的第一朵花。細小而精緻的白色花杯，零星地點綴在紅葉李的幾根枝條上，宛如早春的花環，散發著柔美的氣息。

在中國和日本，早春的梅花（中文稱為「梅花」（meihua），日文稱為「梅」（うめ））因其在寒冬仍未褪去時綻放而備受尊崇。即使積雪覆地，梅花依然能悄然綻放，象徵著春天的即將到來。因此，梅花同時成為冬春交替的雙重象徵。這些花的重要性深深植根於文學與藝術中：梅花常見於古老的文學作品與繪畫中，甚至製作成以糯米糊為原料的特製點心。在日本，梅這個詞更是被用作春天的季節象徵語（季語 [きご]），出現在俳句（はいく）和連歌（れんが）中。早春的梅花還是辟邪之物，常種植在日本庭園的東北角，這個方向被視為邪氣來源之地。眼前這株英國紅葉李雖是亞洲梅花的近緣種，花冠卻擁有遠小於亞洲梅花。我不禁好奇，在這芬地沼澤區的荒涼田埂邊，是否有人注意到它那預告春天的微弱訊息？當我回到家時，為了記錄這次小而重要的發現，我用鉛筆描繪了它的身影。

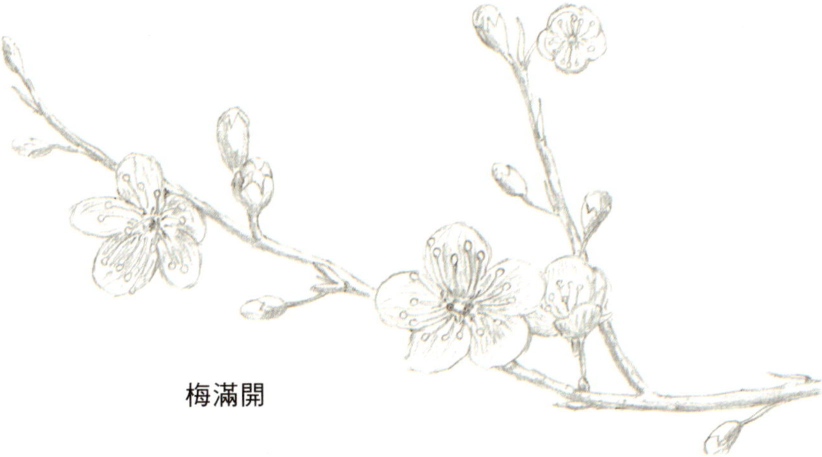

梅滿開

困難的思緒如風暴般在我的意識邊緣隆隆作響，我的大腦渴望從景色中尋求慰藉。於是，我啟程進行一場期盼療癒的自駕兜風之旅。在這樣的旅途中，即便在冬天，我常常會也搖下車窗，因為冷空氣能喚醒我的感官，讓我從憂鬱中稍稍振作。經過達靈厄姆之後，我選擇一條沒走過的路。蜿蜒的道路兩側是高聳的樹籬，像是形成了一條狹窄的走廊。當視野漸漸開闊，展現在眼前的是一片柔和的色調：灰色、棕色和疲憊的冬季綠，宛如用粗糙且磨損的布料縫製的拼布被。雖然這樣的景色並不能真正提振我的精神，但相比待在我們那陰冷的座南朝北的小屋裡，渴望著春天的到來，這已經是更好的選擇了。

離黃昏大約還有一小時，隨著我繼續往前行駛，雲層開始消散，露出一片微微透亮的天空，呈現出的色彩就像歐洲椋鳥的蛋 。當太陽漸漸接近地平線時，冬日的光束似乎從我經過的樹籬頂端溢出。我繼續開車，欣賞著蘇福克鄉間那溫和起伏的地勢。我沿著主路駛過卡爾頓格林，那裡有一排十七、十八世紀的粉彩小屋雜亂排列著，直至村莊中心。在一個十字路口的指示牌旁，我發現了一個令人驚嘆的景象：一片高及我身高的菜薊花葶，映襯在冬日的天空下。每根莖頂端都頂著一個尖銳的球體，讓我聯想到中世紀的武器。那些巨大而鋸齒狀的葉片向下彎曲，輕輕觸及周圍的草皮，如同天鵝的翅膀。這不是一幅野生景象：有人在這裡種植菜薊，但它們的雕塑般輪廓、與天空形成的戲劇性剪影，以及背後起伏的農田和林地，共同激起一種熟悉的悸動。這種感覺，曾因一株不起眼的婆婆納、一片覆滿霜花的落葉，或亨斯坦頓懸崖上巢中的暴風　而生。此刻，這種感覺格外珍貴。我停下車，凝視著這些菜薊並拍下照片，記錄這一景象，以便在冬天剩餘的日子裡回憶：我知道是那些最為艱難的日子。

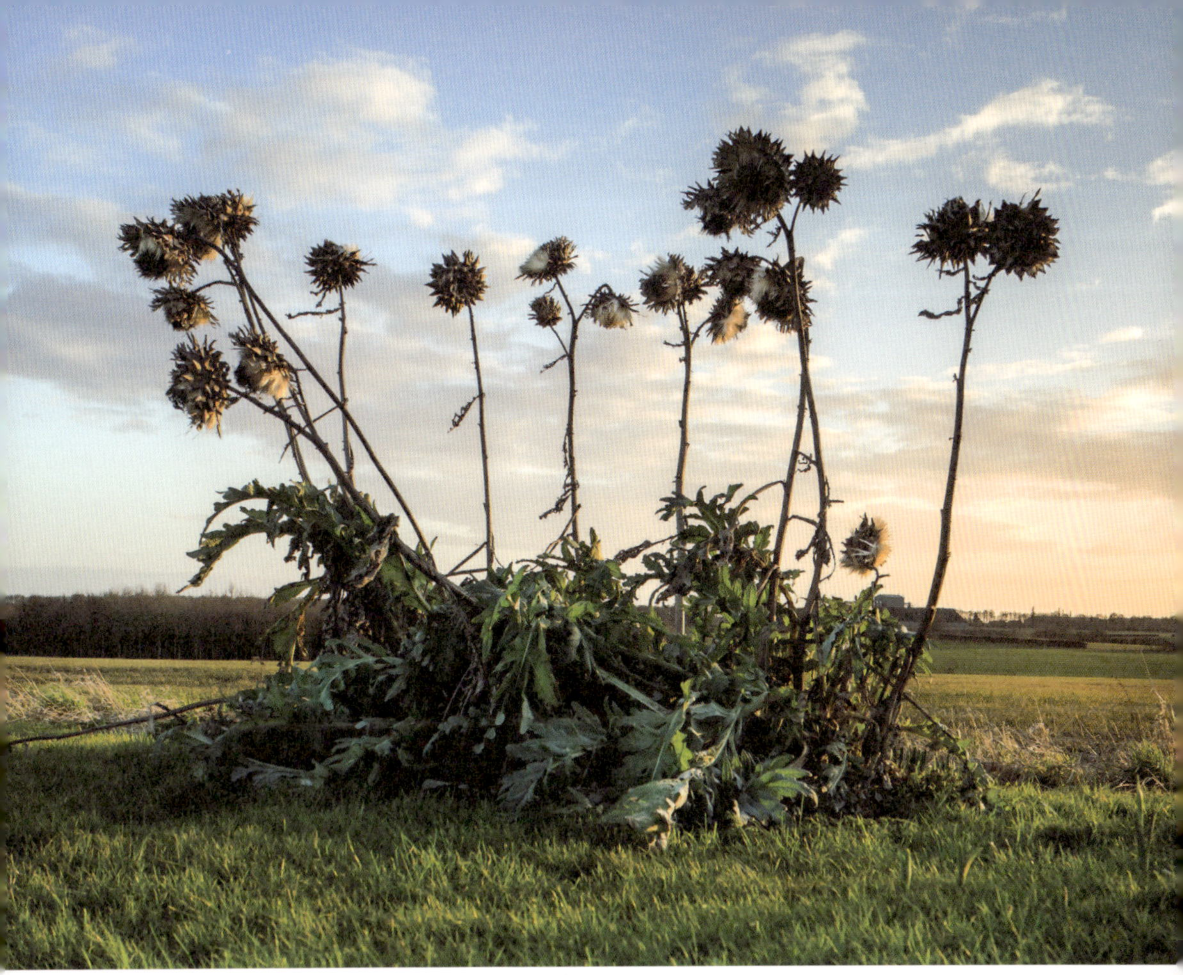

︿ 蘇福克郡卡爾頓格林的菜薊花莖

我繼續沿著這條新路前進，漸漸日落西沉。離光芒最遠的地方，天空呈現出一抹鮮明的藍色；若從這個點位沿著子午線向著日落方向畫一條線，便會穿越最細膩的漸層：從深靛藍到桃子果肉色。天空萬里無雲，每一根樹枝、每一片葉子、每一根木樁都在這藍與金的背景下顯得深邃而清晰。右側路邊豎立著一片片起絨草。其中有一處密密麻麻，或許有數百甚至數千株。這些剪影聚集在一起，彷彿是賈柯梅蒂那細長而略帶不安意味的人形雕塑群。起絨草的種子是冬季時紅額金翅雀的最愛；這片花莖宛如牠們的巨型超市，我不禁想著，白天是否會有紅額金翅雀在此聚集。我決定擇日再訪，親自找出答案。

我轉過彎，瞥見一隻西方倉鴞緩緩飛過左側路邊。我停下車，靜靜觀查牠。牠飛繞片刻後，衝進高草叢中。我屏住呼吸，被眼前的場景深深吸引。過一會兒，我才意識到自己一直憋氣。隨後，那隻鴞從草叢中飛出來，離我停車的地方只有幾公尺。牠毫不在意車子的存在，低空掠過道路，降落在路另一側的田裡。當牠飛過時，我清楚看到牠的腳爪中抓著灰色的小身體，還有一截短尾巴：是一隻田鼠。我將車子回頭，開向離牠降落處不遠的大避車彎內。果然，那隻西方倉鴞正靜靜蹲坐在草地上，隱藏在樹籬之後，雙肩微微聳起。我猜牠正在享用獵物，選了這個樹籬遮蔽的角落用餐。

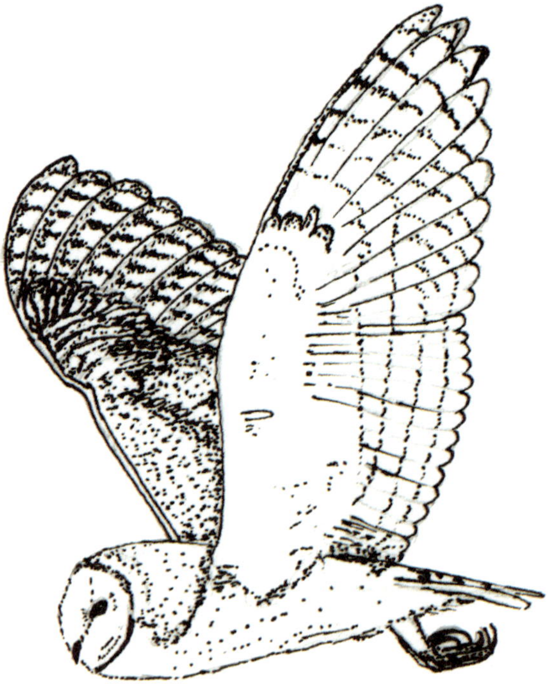

西方倉鴞

太陽幾乎已經觸及地平線，西方倉鴞繼續大快朵頤，而樹木與樹籬都鍍上了一層金色的光暈。這是我在大自然中見過的最美麗的景象之一。它提醒著我，無論我多麼被憂鬱所拖累，多麼頻繁被它欺騙思緒、使四肢沉重、讓眼前的世界變得黯淡，這樣的相遇值得我努力追尋。因為這樣的時刻，能為我的大腦灌注那帶有療癒力的歡欣與希望。

這片位於蘇福克郡的幾平方公尺土地上，沒有其他人目睹這隻西方倉鴞的狩獵過程，也沒有人看到牠在田野中進食的景象。牠只花了幾秒鐘就捕獲獵物，隨後降落到樹籬後面進食，然後展開那對蒼白的翅膀輕輕飛離。這一切是如此短暫，然而我卻感到無比榮幸，能夠見證這一刻。我知道西方倉鴞的棲息地距離我家只有半英里遠，牠們每天都必須覓食。然而，能親眼看到這隻貓頭鷹就在我面前成功狩獵，這讓我回想起一九八〇年代初期，在彭布羅克郡的那一刻：我看到桶子裡的海水中，藤壺打開細小的「活板門」，開始在水中進食。這樣的瞬間，彷彿將大自然的奇蹟悄悄遞到我面前，短暫卻深刻，既平凡又充滿神聖感。

隨著每星期將日曆推向三月，北半球與太陽的位置正悄然轉變。我們每天都能獲得更多的陽光，平均氣溫也略微上升，植物體內的酵素逐漸活躍起來，許多物種的細胞開始分裂。生長的季節已經悄悄拉開序幕。隨著二月的推進，山毛櫸的芽苞逐漸膨脹，歐洲報春的花朵開始綻放，而過去四個月來一直帶給我慰藉的大牛防風幼苗葉片也在舒展，新的胚芽長出了希望的形態。黑刺李的枝條上浮現出細小的花蕾，每一簇都不過如針尖般大小。我停下腳步仔細端詳它們，安妮和我依然走著那條熟悉的小徑，穿過林地。這是片刻的喜悅，卻有些微弱：微弱是因為我尚未真正跨越寒冬的高峰。真正的春天尚未到來，而我仍在努力攀登這座季節的冬之山巔。

然而，我知道標誌著冬春交替的指標植物或許即將出現。找到它的蹤跡對我意義重大：它是季節變遷的具體證明，樹木的樹液正在開始流動。這一自然景象雖然微妙，卻對當地的蜜蜂極為重要。黃花柳灰毛柳的花朵，是最早盛產花粉的來源，為熊蜂的蜂王提供能量，幫助牠們尋找新的築巢地；而對獨居蜂來說，這些花粉則是必需的養分，幫助牠們累積能量，以便在四月或五月交配和產卵。這兩種柳樹的俗名都叫「貓柳」，因為它們的雄花早在二月就出現，覆蓋著細密的灰色絨毛，擁有如貓毛般的絲滑觸感，深受孩童喜愛。

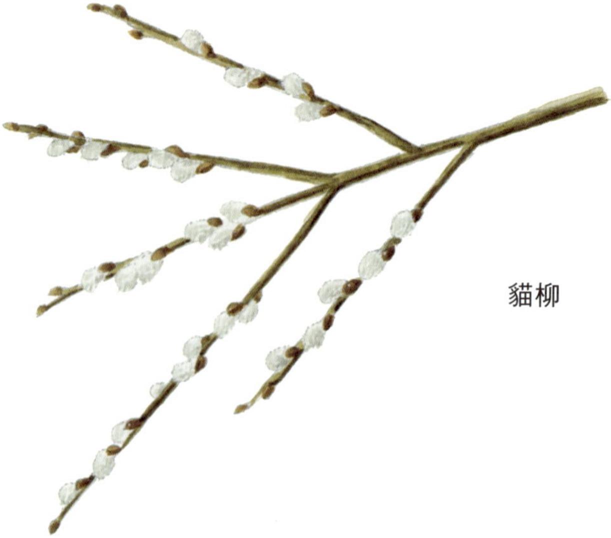

貓柳

我裹上大衣、披巾、手套和靴子，走出村莊來到芬地沼澤區的邊緣。穿過一座儲放飼料的大型波紋狀鐵皮棚之後，眼前是一排樹籬，布滿了山楂、黑刺李、岩槭、栓皮槭，以及我正在尋找的那種樹。快接近塔布尼平原時，我終於看見了今年的第一株貓柳。幾朵花從光滑的棕色芽苞中探出了頭。我用指尖輕輕觸摸其中一朵：花上的細絨毛柔軟得幾乎讓人覺得指尖觸碰到的是空氣。狂風呼嘯著，刺骨的細雨橫掃我的臉龐，但它就這樣出現在我眼前。四周是一片灰色、棕色、褪色後的綠色，寒冷正鑽透我的外衣，然而這景象卻如同一頓加倍約克郡布丁的烤肉大餐般令人欣喜。

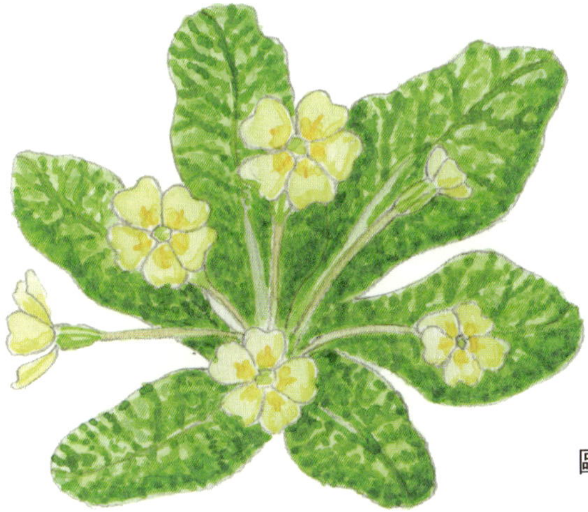

歐洲報春

一切終於發生了：冬天即將結束，真正春天的最初跡象已然顯現在林間與樹籬中。過去四個月裡，季節性憂鬱如同數不清的喪屍一般，在我的神經元間持續拖拽、呻吟著我的思緒，但我透過與樹木、植物和野生動物共度時光，設法掙脫了它的束縛。我曾前往海岸，造訪濕地、森林和草地，用那群雀躍的歐洲椋鳥，與新生大牛防風的鮮綠色幼苗為自己補充能量。我曾經在各種天氣裡散步，每一次跋涉都微微調整我大腦內的化學平衡，幫助我堅持下去。有時，光是盥洗、換衣服、穿上靴子、走出家門以趕走沮喪，就如同攀登一座高不可攀的山峰，然而大多數日子裡，我至少能抵達山腳，足以繼續工作、寫作，最重要的是，做好一位家長的角色。

要將憂鬱症拒於門外，需要不斷地警惕；這是一場每天都要面對的戰鬥，所需的武器是溫和的自然散步、盡可能投入時間創作，以及當我獨自在家時，那隻毛茸茸、琥珀色、四條腿的夥伴來陪伴。然而，當工作量比平時更大，家庭壓力逐漸堆積，病毒潛伏在四周時，內在的平衡就會開始傾斜。大自然的療癒力量似乎會被削弱，或者更確切地說，憂鬱所帶來的沉重拖拽變得更為強大。在這種時候，這個無休止且令人筋疲力盡的疾病似乎開始佔上風。我已經厭倦了這場長期的抗爭，而我的能量儲備也幾近枯竭。我渴望更溫暖的日子，渴望芬地沼澤區的陽光重新獲得力量。隨著二月的結束，越來越多紅葉李的花朵綻放，我開始婉拒工作邀約，更多時間用於睡眠；那份想要繪畫、蒐集或拍攝自然發現的衝動也逐漸消散。我開始感到與所做的一切脫節，憂鬱似乎正在步步進逼，令我感到害怕。

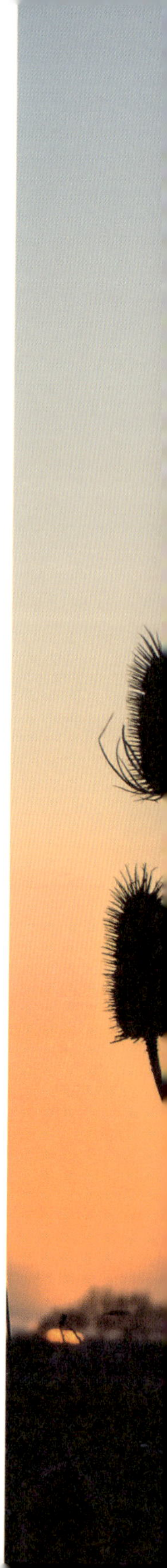

蘇福克郡卡爾頓格林附近的起絨草與日落 〉

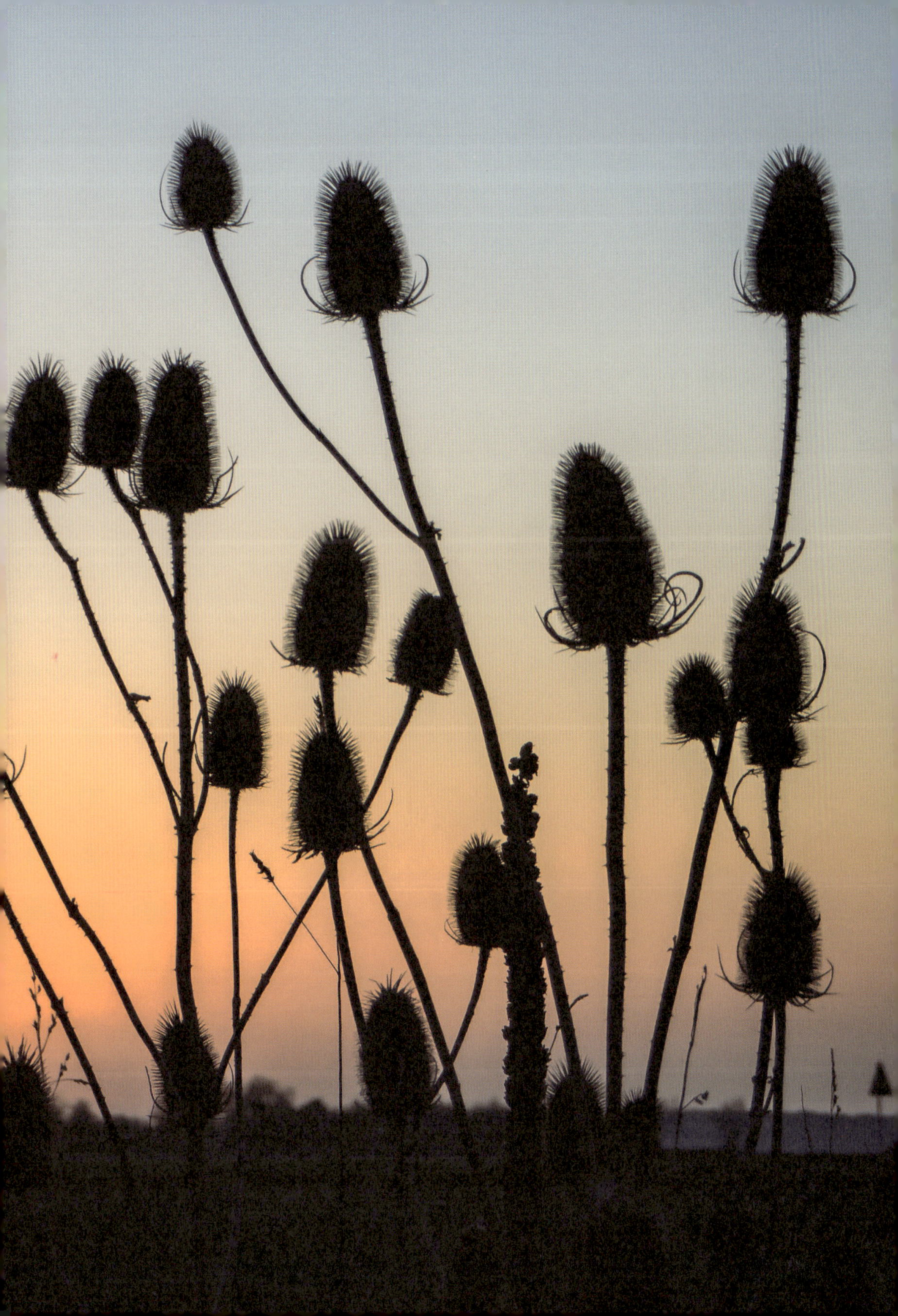

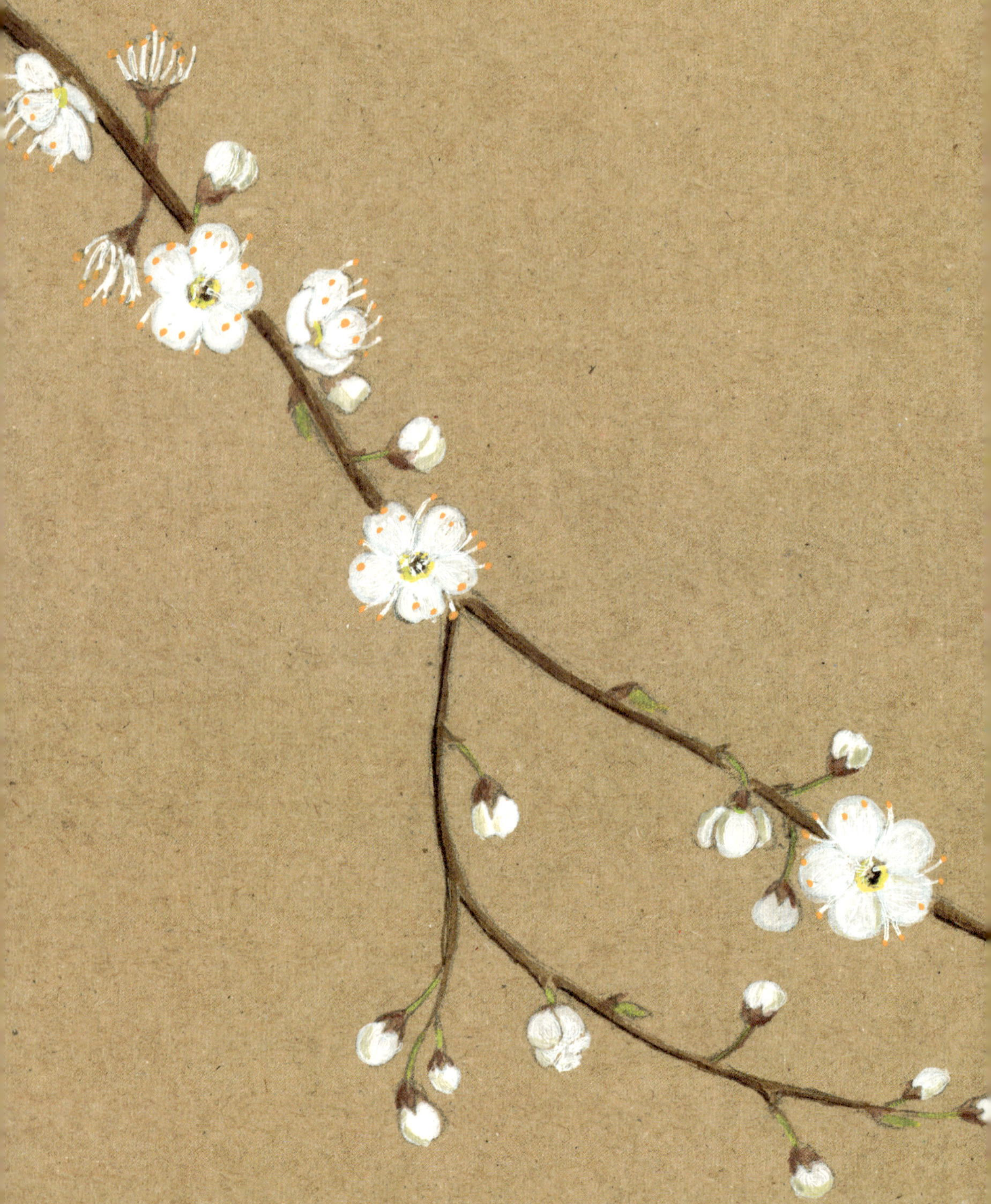

3月

山楂葉新生、黑刺李綻放

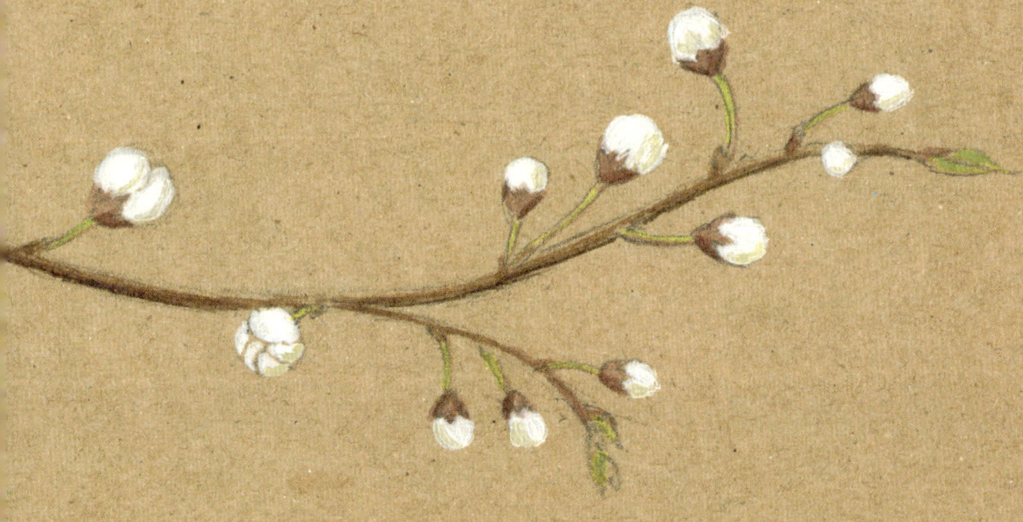

三月初，我再次前往蘇福克郡，決心見證梅爾和我一月時尋找而未果的歐洲椋鳥群飛。我在 推特上看到，有另一群約 40,000 隻的歐洲椋鳥正在明斯米爾出現，並在荊棘與蘆葦叢中棲息。抵達保護區時，距離黃昏不到一小時，細雨綿綿，光線昏暗，一切看起來都不太樂觀。我穿過訪客中心，踏上通往海岸的步道。雨勢漸大，而在一條沿著蘆葦叢的小徑盡頭，聚集著一小群人。他們戴著帽兜，手持相機，準備就緒。我意識到他們一定是來看椋歐洲鳥，於是加入其中，詢問是否已經發現了椋鳥群飛。雨帽下露出一張張略帶沮喪的臉。有人搖了搖頭，說道：「牠們不會每天都來，也許今晚根本不會出現。」

我們在濕冷的灰暗光線中站著，滿懷希望地望向內陸。有人喊道：「牠們來了！」但那只是群鴿子，虛驚一場。又過了幾分鐘，懸念與希望在我們之間蔓延。隨後，一個模糊的小形體出現在遠處的森林上空，比背後的雨雲稍深一些，朝著海岸方向移動。而天空的另一處，一條灰色的飄渺絲帶浮現，蜿蜒著向蘆葦叢靠近。「就是這個，牠們來了。」站在我旁邊的女性輕聲說道。更多的小群鳥兒陸續趕來，飛得遠高於樹梢，每一群都在天空中扭動著，舞動著。突然，空氣中充滿了歐洲椋鳥，牠們直接從我們頭頂掠過，我們仰起脖子，目不轉睛地注視著牠們。當牠們飛近時，我有一種置身其中的感覺，彷彿自己也在空中翱翔，與成千上萬的同伴一同飛旋、翻騰。這帶給我一種興奮而眩暈的感覺，類似於我二十幾歲住在倫敦時，喝了太多紅酒，搭地鐵回家時閉上雙眼的那一刻。那時，火車彷彿飛了起來，挑戰著重力的束縛。如今，被這些翻飛、旋轉的鳥群包圍著，我也感受到同樣的頭暈目眩，心中充滿一種異常的暢快。

當我注視著這些鳥群變幻莫測的形態與動作時，腦海中充滿了各種畫面。一大群鳥兒飛向大海，隨後突然轉向，形成一道斑駁的弧線，像是尚未調整頻率的電視的雜訊雪花點，牠們改變方向，再次向內陸飛去。如今，成千上萬的歐洲椋鳥表現得如同灑在碟子上的水銀珠：小群鳥兒聚集，隨即分散，然後再次融合。在天空的某些角落，牠們緊密地聚攏在一起，宛如一群蜜蜂；而在其他地方，則形成蜿蜒扭動的細線，在樹梢上空盤旋蠕動，宛若活物般靈動而不可捉摸。

接著，我們注意到一個黑色的剪影。體型更大的鳥出現在鳥群的邊緣。我猜測那是一隻北雀鷹，但透過雙筒望遠鏡仔細觀察後，我看到牠在空中盤旋時露出了彎刀形的翅膀。是嗎？我想應該是的：一隻遊隼。我之前只見過一次遊隼，那是在一九九一年一次學生實習考察中，牠飛越斯科默島的懸崖，而懸崖下方，紅嘴山鴉悠然踱步，海鸚鵡則成群結隊漂浮在海浪上。這隻遊隼如今距離更近，而且正在狩獵。布里斯托大學的研究顯示，當猛禽在歐洲椋鳥群中狩獵時，鳥群的規模會變得更大，個體密度也更高。科學家認為，這樣的行為有助於混淆掠食者。眼前這隻遊隼的威脅促使椋鳥群展現出更加壯觀且複雜的舞動景象，令我們看得目眩神迷。

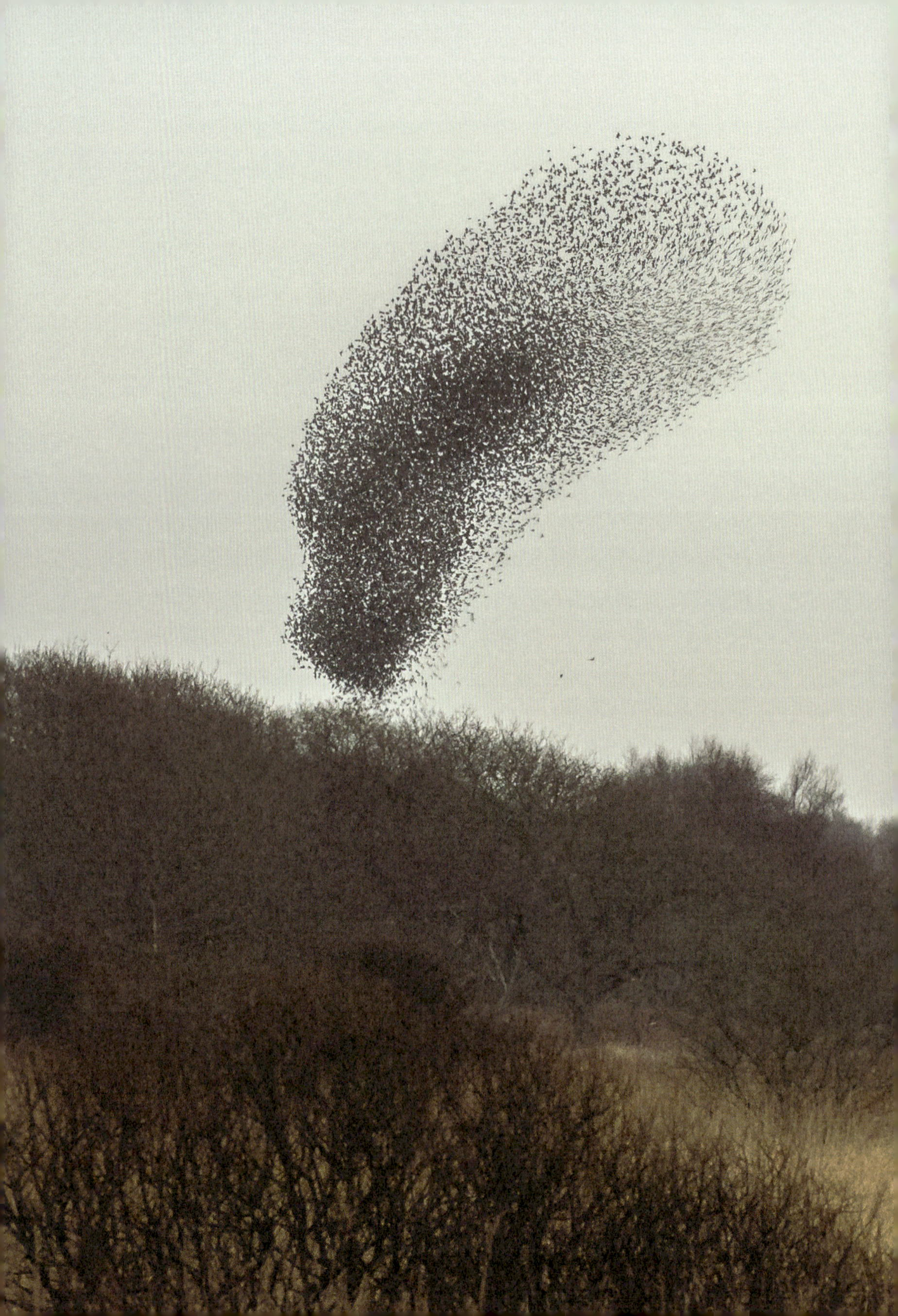

歐洲椋鳥群飛本身就是一種奇觀、令人心生敬畏的景象，但目睹一隻遊隼穿梭其中覓食，對我產生了更深刻的影響。在這漫長的冬季裡，我的心靈被沉重的思緒壓制，幾乎無法在精神或身體上有所行動。然而，這短短幾分鐘的時間裡，眼前這壯闊而狂野的景象：一隻猛禽穿梭於成千上萬翩然起舞的歐洲椋鳥之間，使我的思緒從黑暗中抽離，獲得了短暫的解脫與安寧。

這場序曲般的舞蹈似乎已接近尾聲，因為此刻，椋鳥們似乎收到了某種默契的訊號，開始向中心聚集，組成一個巨大且律動著的形體。那些較小的鳥群以集體俯衝的方式融入主群體：牠們如瀑布般陡然墜落，直入椋鳥群的核心，就像是羽翼構成的瀑布，不斷壯大著下方同伴的數量。成千上萬隻鳥兒的行為就像一種活生生的流體，流暢而帶有生機。我不禁為這種驚人行為所需的數學精密性與無聲的交流能力感到震撼。我的思緒在這壯觀的場景中暈眩，深深被這種自然的奇蹟折服。

此刻，歐洲椋鳥群已經龐大無比。如同由彼此飛行軌跡所協調的扭動肢體，從鳥群的邊緣伸展而出，又迅速收回，整個形體仿佛在空中蠕動，宛如一隻漂浮的變形蟲。片刻間，牠們又變成了薩爾瓦多・達利（Salvador Dalí）的畫作中那熔化時鐘的形狀 ，隨後化為一條盤起的馬路，而這四萬隻鳥兒依舊同步行動。當牠們的身影與雨雲重疊，鳥群的剪影之間，一道道漆黑的波紋穿行而過，為這個群飛帶出流動的陰影。當這些黑色的脊線劃過歐洲椋鳥群，我的大腦中泛起一種安靜而微妙的喜悅。這種感受難以表達，模糊

〈 歐洲椋鳥群舞於英國皇家鳥類保護學會的明斯米爾自然保留區

而朦朧，但那份愉悅確實存在。我很清楚，如果我在夏末或初秋見到這樣的自然奇觀，我的反應會更為強烈，那份震撼會更深刻滲入我的意識與潛意識。然而，自十一月以來，憂鬱的情緒如同一層厚重且不透明的帷幕，在我的神經元中蔓延開來，抵禦著所有正面的感受。但在這一刻，在歐洲椋鳥難以置信的舞動之美面前，我暫時擺脫了內心的黑暗。一切已經結束。天空的光線已盡數消逝，歐洲椋鳥已安然歸巢。我心中充滿思緒，既感到感激，又有幾分麻木。我慶幸自己堅持不懈地尋找這一景象，也知道，這將是我所見過的最壯麗的奇觀之一。然而，它的效力並不持久。

儘管歐洲椋鳥群飛的奇觀令人讚嘆，當我回到家時，那些支撐我度過整個冬季的最後一絲精神能量也隨之消散。五個月來，每天持續對抗這場疾病的掙扎，加上缺乏日光浴，終究讓我不堪負荷。我的大腦化學平衡發生劇烈變化，使我開始墜落，穿透那薄弱積極思緒，直墜入憂鬱症最深的無底深淵，井壁陡峭而光滑，毫無攀附之處。紅葉李的花已經綻放，緊接著黑刺李的花也隨之展開，但我對這些春天的象徵完全渾然不覺。自十月以來，我所盼望的自然變化正在悄然發生，但我現在的全部心思都集中於掙扎著尋找一絲抓住希望的機會，在這絕望的深井中尋找任何可以攀附的支點。

要讓身體動起來所需的心理努力變得難以承受。我的每日待辦清單從一月時的「完成文章、拍攝歐洲報春、提案」變成了三月的「洗澡、吃早餐、刷牙」。這些微小的任務已經是我所能負擔的全部。有時，我甚至無法在清單上劃掉任何一項。腦中化學平衡的轉變讓我深陷沉重壓力而動彈不得。

快樂像水一樣，流過鄧傑內斯海岬的礫石灘，漸漸流失殆盡。連炸物也失去了吸引力，甚至是乳酪。那位我最愛的乳酪、發酵鹹香、富含鮮味的朋友，已無法再帶給我那種包裹全身的滿足感，只剩下空洞與糊狀的味道。我試著吃極酸的鹽醋洋芋片和帶有刺激性酸澀的橘子，希望喚醒大腦中，那本該因美食而亮起的神經傳導和電訊號。然而，對這些強烈味道的反應卻被鈍化、麻木了，吃東西的樂趣消失無蹤。我蒐集的那些柔軟美麗的毛線，如今摸起來卻像是麻布、稻草，我曾經沉迷於將它們編織成手套和披肩的渴望已然消散。那些光滑的纖維、鉤針滑動的觸感，還有手指將毛線編成一個個精緻圖案的喜悅，都已蒸發不見。當這場疾病像貪得無厭的灰色蛞蝓般侵蝕我的思維時，整個身體的反應、所有的感官似乎都進入了休眠狀態。大腦的愉悅中樞失去了正常功能，這進一步使憂鬱加重。我懷念新鮮炸薯條的美味，懷念巧克力蛋糕那種令人陶醉的甜膩感。這種失去快樂的狀態稱為失樂症，是憂鬱症的常見症狀。這場疾病似乎狡猾而冷酷，透過剝奪快樂強化對大腦的掌控。它自我吞噬，以快樂為食並壯大自身的力量，使人更難掙於脫它的陰影。

至今仍未完全瞭解憂鬱症形成的原因。血清素處理通路在憂鬱及有自殺傾向的患者體內會出現耗竭現象，因此醫學上會使用選擇性血清素再吸收抑制劑（SSRIs）這類藥物來提高血清素濃度，從而治療憂鬱症。這類藥物對許多患者有效，但對於約三分之一的憂鬱患者卻幾乎無效，這顯示憂鬱症患者大腦內可能還存在其他生物化學變化。例如在長期情緒低落的情況下，去甲腎上腺素這種神經傳導物質的濃度也會發生變化，而某些抗憂鬱藥物（SSRIs）同樣能促進去甲腎上腺素的增加。此外，毫無疑問，大腦內與憂鬱症相關的其他生物化學變化尚待發現。慢性壓力是許多憂鬱症病例中的常見誘因，導致壓力荷爾蒙「皮質醇」的濃度升高。若壓力來源長期存在，罹患憂鬱症的風險也會隨之增加。新興研究顯示，腸道菌群、皮質醇通路和憂鬱症之間可能存在某種關聯。這些有關荷爾蒙、神經化學及生物相的變化，是探索這種疾病形成機制的重要線索。但憂鬱症是一種極其複雜的疾病，要更深入理解這些系統之間的聯結，仍需要更多的研究與探索。

我的世界逐漸縮小。我留在小屋裡，緩慢的在各個房間間穿梭。我的思緒變得遲鈍而混亂，所有關於繪畫、攝影和寫作的構想都消失無蹤。我避開朋友，拒絕所有社交邀約。每天，我只能勉強完成最簡單的任務，而對於自己無法分擔家務、履行工作承諾、以及成為一個投入的家長，我感到無比自責。這種自我苛責進一步將我的心靈壓入更深的低谷。

起初，我試圖繼續堅持。我盡力在床上工作，趁著頭腦稍微清醒的短暫時刻繼續寫作。但睡眠佔據了一切：我幾乎無法保持清醒，每天要打三次，甚至四次盹，加上整晚的長眠。我的記憶變得模糊，好幾次，我發現一天已經結束，而我幾乎沒意識到它的開始。

我的大腦中有幾個隔間，用來存放那些最難以承受的回憶：十九歲時祖父母過世後帶來的後果；因病無法完成的

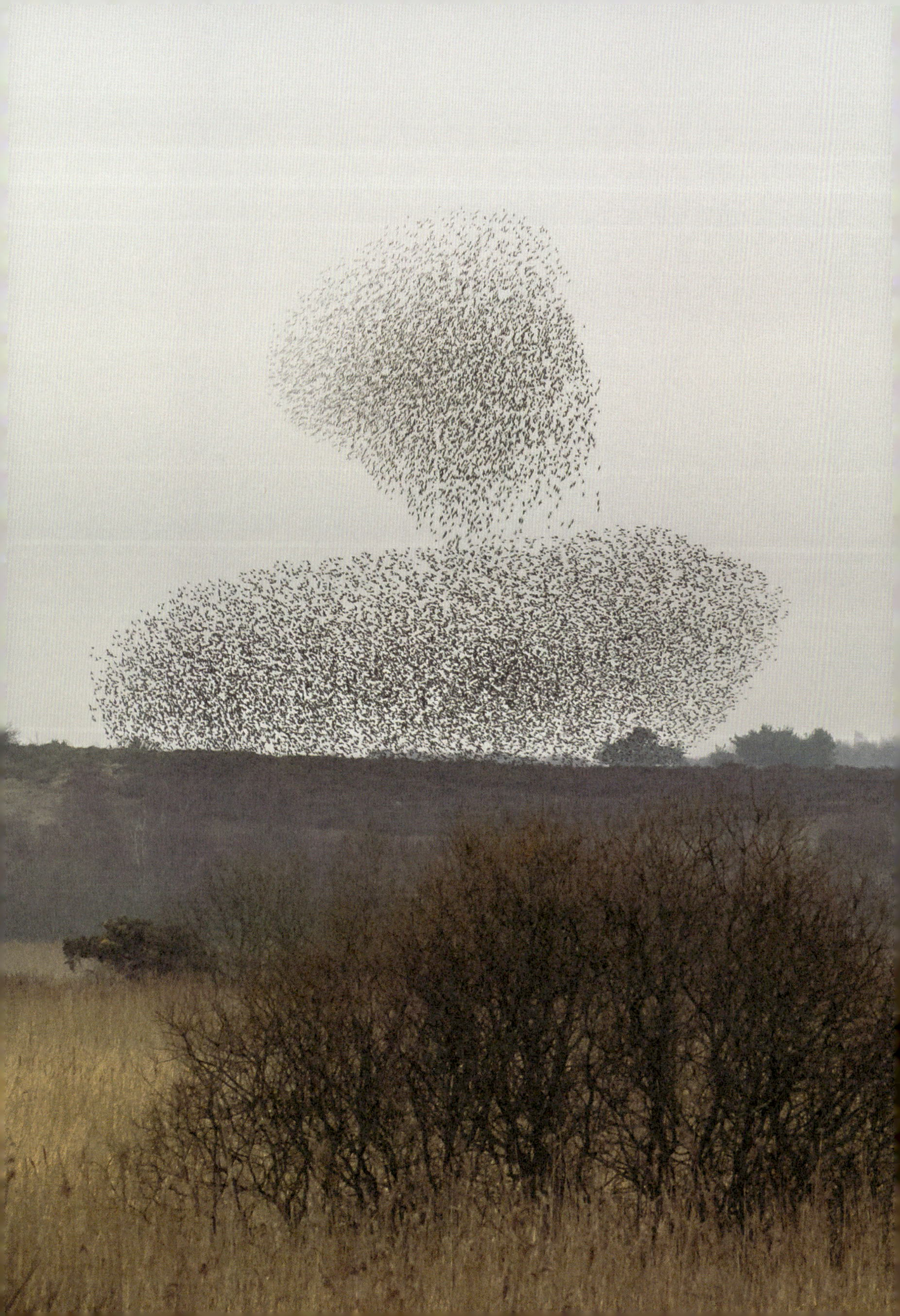

第二個大學學位；一個總是焦躁不安、似乎不快樂的嬰兒，那對我作為母親的自信造成的打擊，以及由此失去的一段友誼；一位家庭成員遭遇嚴重的腦損傷，而當我提起這件事時，鄰居們表現出的冷漠和排斥；某些破碎的家庭關係，或許永遠無法修復、恢復正常。

這份清單中每個項目，雖然僅以寥寥的數字呈現，卻都像是一團刺鐵絲，緊纏在我的前額葉。我已經盡力面對這些事情，透過談話療法和抗憂鬱藥物帶來的藥物撫慰。我試著接受它們，接著盡可能將每一項釘進心中的盒子裡。那個嬰兒之所以不安穩，是因為她對這個世界的反應有些不同。我並沒有做錯什麼，儘管當時我深信自己錯了，這也導致我罹患了嚴重的產後憂鬱症。那場腦損傷是一場可怕的意外，改變了一個人的生活，也改變了周圍人的生活。鄰居們只是無法面對一個受損、無法運作的大腦，這讓他們聯想到死亡，因此當我提起這件事時，他們對我表現出排斥。我感到自己像是被放逐的人：他們把我排除在社交圈外，而那原本是我維持日常的救命索。我曾無法理解他們的行為，但或許，當時那並不是最適合我的人群。

我已經與這些事情和解，不再責怪自己，但那些用來封存這些尖銳痛苦經歷的盒子上，仍有看不見的縫隙，無形的裂口，讓記憶滲透出來，染上我對生活的看法。冬季缺乏陽光的影響加重了這些記憶的陰影，當這些陰影與家中長期存在的高腎上腺素和皮質醇壓力疊加時，我的大腦似乎無法從這團刺鐵絲中抽離。缺少陽光會改變我的腦內化學結構，使我在聖誕節前後的幾個月內心情低落。而現在，三月的到來將我進一步拉向谷底，所有的盒子彷彿瞬間掀開，將過度的自我厭惡與毫無邏輯的自我譴責爆發開來，像是一場無法平息的風暴，肆虐我的心靈。這是憂鬱症最危險的武器。諷刺的是，早春雖然象徵著光明與新生，卻往往是我最難抵擋那些陰暗、絕望心境的時刻。我的思緒盤旋，腦海被一陣自我批判的旋渦吞噬，無止盡列出著未能好好完成的事情，我不夠努力、不夠優秀、毫無價值。我那些未能完成的目標、他人冷漠的言行、過往的批評，像碎片般在腦中拼湊成唯一的結論：他們之所以那樣對待我，是因為我有問題；我做得不夠好；我根本一無是處。這場風暴是無止盡的，它不斷尋找證據來支撐這個唯一的指控：我毫無價值。而這種指責的聲音，刺耳又巨大，最終完全佔據我的心靈。

「自殺意念」是一個聽起來相當無害的醫學術語，卻描述了三月中旬開始在我腦海中浮現的想法。這是憂鬱症的黑洞：一個事件的視野，其引力強大到令人恐懼。漫長的冬季與它對我大腦化學物質所造成的改變、持續不斷且無法迴避的壓力，以及自我強加的不切實際的期望，已經耗盡了我的抵抗力。我無法再抗拒憂鬱症最終目標的無情拉扯。我的思緒開始向著這場疾病所渴望的自我湮滅傾斜。我開始思索那些「執行」的方法。這些念頭的力量如此強大，以至於那些我平時用來轉移注意力、遠離這片懸崖的技巧，此刻都無法施展。我感覺自己正坐在一艘微小的橡皮艇上，懸停於尼加拉大瀑布的頂端。

我開車前往 A11 公路。那裡有幾座橋。我的思緒變得無比喧囂、不斷迴盪，焦點只放在這場「研究」上。哪座橋最好？最有效？最高？這種混亂的喧囂令人恐懼，感覺是實實在在的，彷彿我的腦袋真的要從顱骨中爆裂而出。那股結

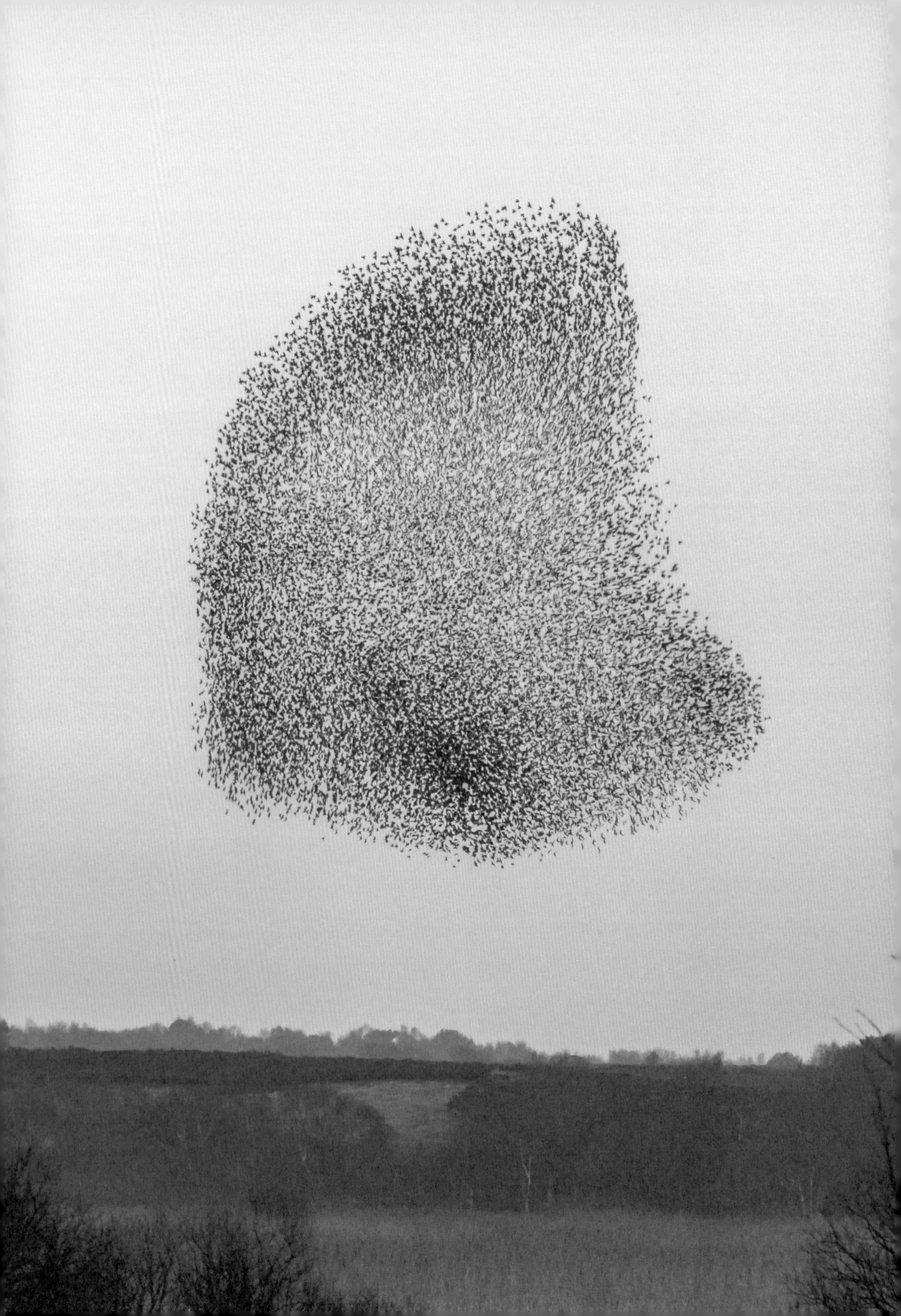

束一切的衝動在我的腦海中咆哮著。當我駕駛時，餘光瞥見中央分隔帶上那些零零落落的小樹苗。那一抹綠意的掠影，還有汽車的嗡嗡聲與節奏，暫時平息了那種吞噬自我的喧囂。我大腦中那沉寂了好幾天的某個部分甦醒過來了：那個屬於我健康的自己，尋找大自然作為解藥的那個部分。「你病得很嚴重，」它說，「尋求協助吧。」這聲音非常、非常微弱，但我聽見了。我繼續沿著 A11 公路前行，讓汽車的節奏再稍稍撫平我的心靈。我經過更多的樹。樹木：綠色，解脫。我的思緒並未完全平靜，但那股朝向無法回頭的終點奔去的可怕翻騰已經停下來了，總算稍有平靜。我開車回家，告訴老公我有多麼不舒服。我上床休息，靠著電影分散注意力：過去的場景、繁複的裙襬、整齊落幕的故事，還有逃避現實的安慰。他端來一杯杯熱茶和美味的食物。隔天早晨，我去看了醫生，並制定了一個復原計畫：休息、更高劑量的抗憂鬱藥，以及與心理健康支援團隊的會談。醫生還給我一個地方的聯絡電話，如果黑暗的念頭再次變得難以承受，我可以去那裡待上一段時間。就這樣，從那個想讓我消失的深淵開始了緩慢而艱難的爬升。

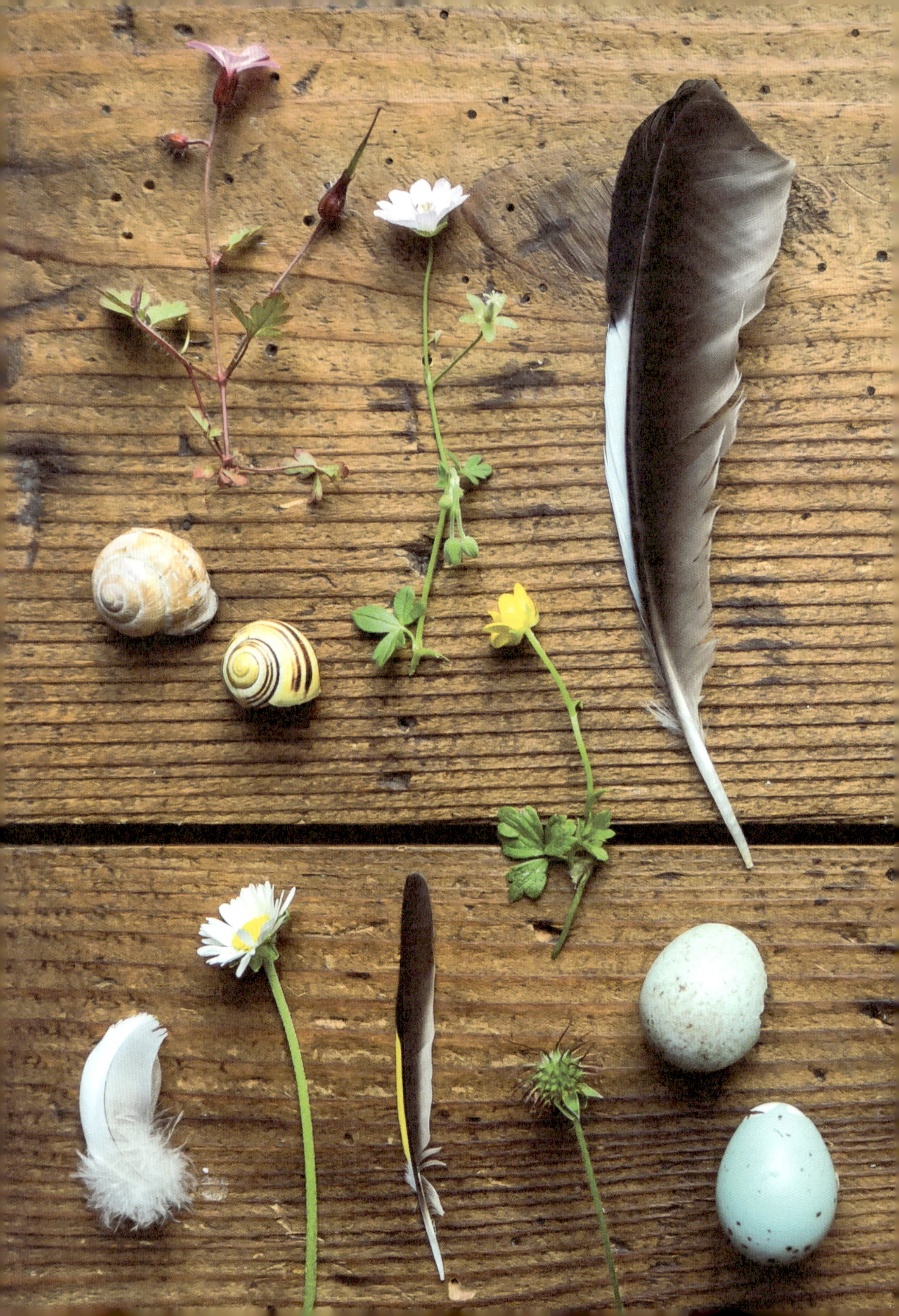

4月

銀蓮花開、首燕歸來

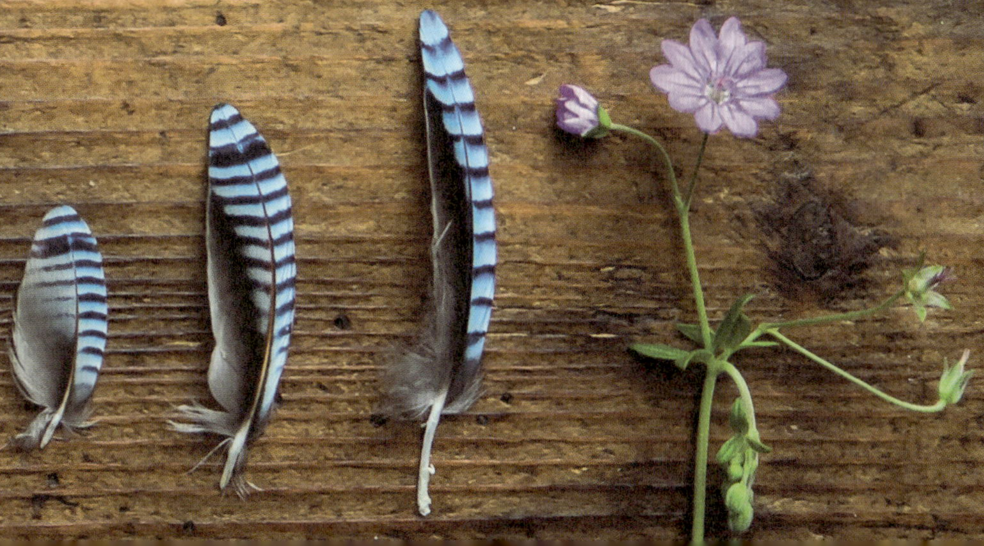

任何人看到我的處境，或許都會疑惑：為什麼我還會罹患憂鬱症？有一間漂亮的鄉村小屋、一段婚姻、兩個孩子、一個經營還算順利的小事業。這一切都非常、非常值得感恩，而我也確實心懷感激，但這種疾病並不在乎你是誰，或者你過著什麼樣的生活。坦白說，我的家庭日常生活並不輕鬆。壓力和疲憊如影隨形，有時候我們覺得自己只是在撲滅一連串的火災，只為了勉強維持現狀。三年左右，一連串困難的事件：意外事故、嚴重疾病、其後果以及其他人對這些事情的反應接踵而至，徹底改變了我們的生活。

每當一個困境出現，「黑狗」便會興奮地搓著爪子，打包行李，最終在 2008 年搬進了我的前額葉，並長駐不走。有時候，當我特別疲憊時，它會大肆狂歡，還邀請好友「極度焦慮」和「自殺念頭」一起來參加派對。上個月就是這樣的情況。　我大腦中三月時出現的那種特定神經狀態，可能是致命的。在那些因為出現憂鬱症狀而自責的日子裡，我認為直視這個事實有所幫助。自殺的心理狀態與一般憂鬱症發作時的感受明顯不同。那些念頭來得更快，就像沿著陡坡快速下滑，而且彷彿有一種聲音在急切地催促著「自我消滅」。事實上，有證據

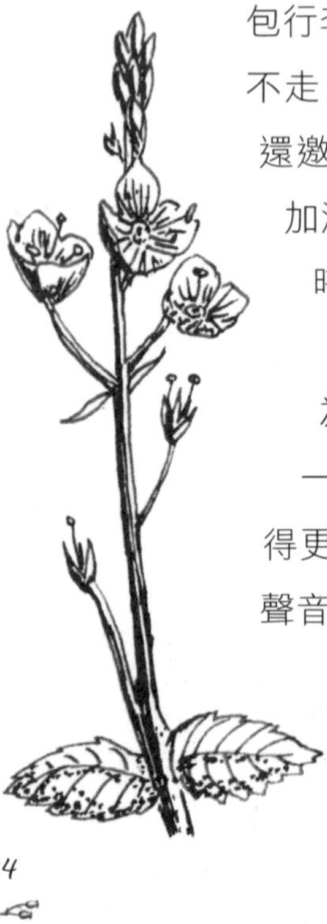

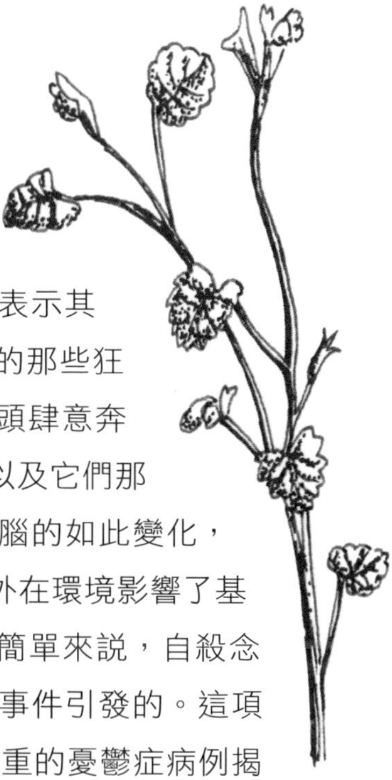

表明，自殺者的大腦有所不同。一種叫做「γ-胺基丁酸（GABA）」的神經傳導物質，作用類似於大腦活動的抑制器。在自殺者的大腦中，GABA 的某個受體表現水準較低，這表示其調節效果會減弱。這與我三月時經歷的那些狂亂、失控、消極的想法相符。這些念頭肆意奔騰，讓我難以找到方法去平息它們，以及它們那陰森的意圖。有研究認為，自殺者大腦的如此變化，可能是表觀遺傳學造成。也就是說，外在環境影響了基因的表現方式，進而影響神經活動。簡單來說，自殺念頭可能是由一系列困難的情境或生活事件引發的。這項以 GABA 為重點的研究，雖然為最嚴重的憂鬱症病例揭示了一些機制，但說到底，自殺念頭的確切生物化學成因至今仍然所知甚少。

幾個月後，我正在寫下這些文字時，我的心境已經不同了。我無法說自己感到充滿喜悅，但我還算不錯。我正在照顧患有輕微腸胃病毒的女兒。我給了她一個簡單的創意任務，她很滿足。我正在工作：畫一隻歐亞鷦鷯，並寫寫文章。我和她都已經吃過飯。洗衣機正在運轉，發出令人安心的嗡嗡聲。從我們庭院的樹籬中，我聽見一隻歐亞黑鶇的雄鳥在歌唱，告訴鄰近的鳥兒，這裡，我們的庭院，是牠的地盤。歐亞黑鶇的歌聲給了我一陣……是的，快樂。那是一種充滿詩意、稍縱即逝的、令人懷念的聲音，在我的腦海中閃過亮麗的色彩。一切還算過得去。我上個月描述

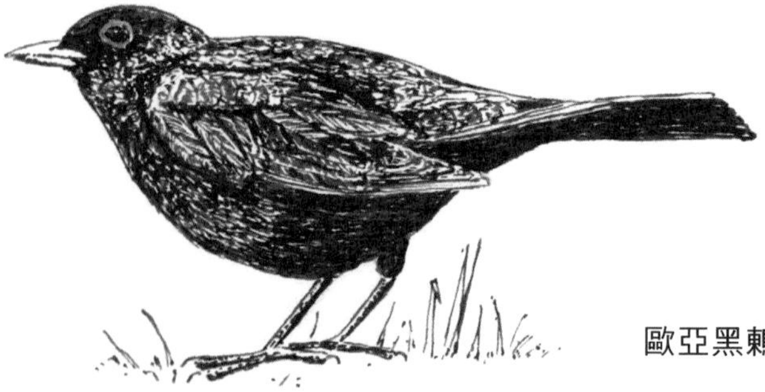

歐亞黑鶇

的那種黑暗狀態，現在並不存在，這種釋懷讓人倍感欣慰。然而，在我的一生中，我曾多次陷入那樣的狀態。那樣的黑暗如同一把黑曜石刀，陰森且致命。

當四月到來，我的憂鬱稍稍減輕了一些，但是三月在我腦海中掀起的風暴仍在隱隱作響。當那風暴達到頂峰時，感覺就像我的前額葉神經末梢都在猛烈燃燒。當時，我感到驚訝的是，這種狀態居然沒有發出聲音，因為在我的腦海裡，它彷彿如雷鳴般咆哮著，持續不斷的神經閃電讓我渴望能夠讓它平息。那種經歷就像試圖同時照顧六個尖叫、嘔吐的嬰兒，而有人在我耳邊低聲說著無法容忍的可怕話語。

看過醫生後，我大部分時間都在睡覺。增加劑量的抗憂鬱藥物，對我的思緒產生了立即的麻木與鎮靜作用，何況我也的確感到極度疲憊。在這次憂鬱發作的餘波中，我的神經末梢似乎被無聲的猛烈燃燒炙烤得焦黑，就像腦部的電路燒毀後進入停滯狀態。我知道任何形式的分心都能幫助我，但我的能量已減少到剩下微弱的閃光：當我正努力康復時，要走出去散步幾乎是不可能的。電影幫助我不少，瘋狂追看《魯保羅變裝皇后秀》（RuPaul's Drag Race）裡閃耀著亮片的華麗表演，支撐我度過整個四月。對柔軟、美麗紗線的欣賞能力也在某種程度上回復了。最近我們的農舍進行建築修繕，導致很長一段時間沒有暖氣，因此我為小女兒鉤織了一些無指手套。編織的過程舒緩且富於重複性，當看到她戴上它們時，我感到一絲小小的成就感。我去找朋友夏洛特住了幾天，試圖逃離無法為家人或家庭日常事務提供更多幫助的深深罪惡感。換個環境度過一兩天內的確有些幫助，但我的心情再次下沉，於是回到了家。再者，我不想讓夏洛特看到我最低落時那種深陷無生命般絕望的狀態。那無邊的黑暗依舊存在著。

我讀到由艾克斯特大學的研究表明，鳥類在環境中的存在能夠幫助緩解憂鬱。我決定嘗試一些「鳥類療法」來緩解自己的情緒，並試圖吸引鳥兒進入我們的庭院。在之前的病痛發作中，我注意到，專注於一件小事能幫助我把注意力從那種難以忍受的、自我循環的內疚與悲傷中轉移出來。編織手套就是個例子，而我現在也渴望找到另一件事情。於是，我買了一個手工製作的華麗鐵製鳥類餵食台，形狀像一棵有著扭曲枝幹的細長樹木。帶著期待透過窗戶觀看藍山雀的些許動力，我帶著女兒們去了當地的園藝中心，裝滿了一籃子的鳥類點心：乾燥蟲、花生、黑小米、脂肪

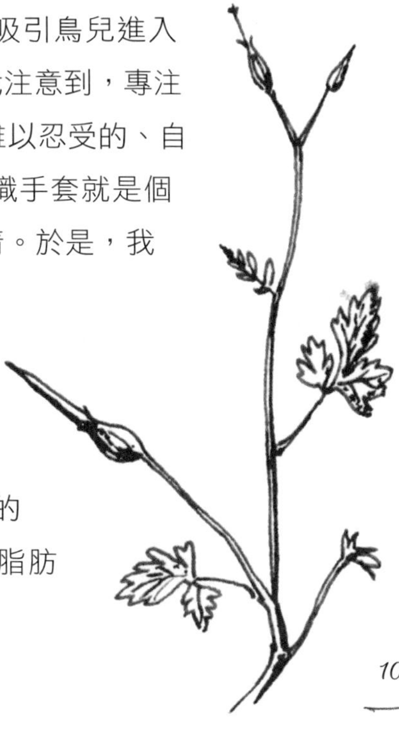

球、一種專為歐洲鴝設計的麥片，以及幾個鳥類餵食器。我們回到家，在窗邊架起了這棵樹狀的餵食台，並裝滿食物。我們已經好幾年沒有餵過鳥，所以我沒有抱太高的期待。我希望可能在一星期左右，會有幾隻羽毛訪客蒞臨。然而，僅僅二十四小時內，一隻藍山雀就熱情地開始進食，緊接著是一隻家麻雀。

接下來幾天，一群家麻雀成為了庭院的常客，還有一隻大山雀、一對紅額金翅雀、一隻歐洲椋鳥，令我欣喜若狂的是，一小群銀喉長尾山雀也來訪了。我特別喜愛這些小鳥。牠們體型嬌小而充滿魅力，就像活潑的小羽毛棒棒糖。牠們的暱稱包括「圓桶雀（bumbarrel）」，因為牠們的巢幾乎是球形的，以及「會飛的茶匙（flying teaspoon）」。當我在自己的庭院裡聽到和去年十二月在樹林中聽到的一樣高亢的溝通鳴叫聲時，感到無比激動。那天，我在樹枝間則是看到牠們做出連續飛躍的飛行。當我走進庭院時，牠們似乎不在乎我的存在，仍然留在那裡覓食，彼此嘰喳叫著，輪流

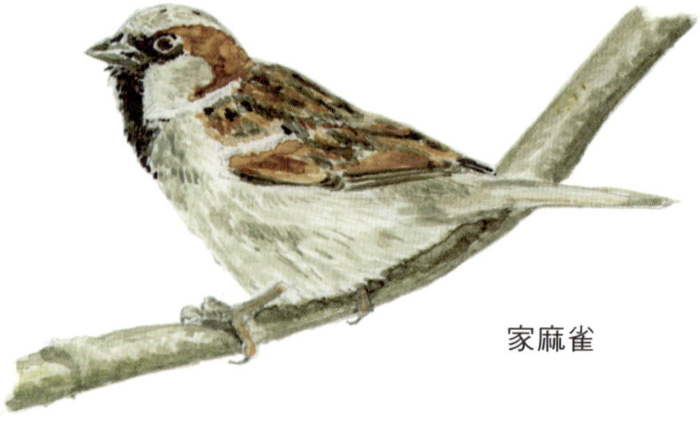

家麻雀

在餵食器與樹籬間穿梭。我裹著一件厚厚的開襟衫和圍巾，抵禦著春天的寒意觀察牠們。一股對這些小鳥的感激之情湧上心頭，我能感受到自己內心的變化。這是療癒的，就像後院裡的鳥類直播頻道，幫助驅散了心中的陰霾。

某天早晨，女兒們上學後，我正端著一杯茶坐著，突然一陣翅膀的騷動傳來，一抹粉紅、黑、白和藍色的模糊影子閃過，一隻歐亞松鴉降落在餵食台旁的地面上。我從未在庭院裡見過歐亞松鴉，但我們打造的戶外鳥類餐廳可堪比米其林星級餐廳，所以我猜牠已經開始吸引更稀有的食客了。歐亞松鴉歪著頭注視著上方餵食器裡的蚯蚓乾。就在這時，附近一陣喧囂響起，築巢於我們庭園樹籬中的歐亞黑鶇雄鳥，看到歐亞松鴉而勃然大怒。歐亞黑鶇迅速衝向歐亞松鴉，發出尖銳的大叫，每一聲都伴隨著翅膀向兩側揮舞，就像一個人發怒時用手臂強調語氣一樣。歐亞黑鶇顯得怒不可遏，而這是有原因的。歐亞松鴉屬於鴉科，是烏鴉家族的成員，經常侵襲其他鳥巢以奪取鳥蛋、雛鳥甚至羽翼未豐的幼鳥。然而，此刻松鴉尋找的其實是花生和蚯蚓乾，但歐亞黑鶇不敢冒險失去自己的孩子。儘管體型明顯較小，歐亞黑鶇仍然毫不猶豫地撲向歐亞松鴉，試圖啄牠。同時，我聽到安妮在窗邊哀鳴，看著這場鳥類戲劇的發展。歐亞松鴉靈巧的向旁邊一跳，避開了歐亞黑鶇，然後平靜地啄起地上的蚯蚓乾。歐亞黑鶇似乎衡量了一下形勢，最終退回樹籬，發出一連串高聲且帶有怒氣的叫聲，遠遠地對歐亞松鴉繼續咆哮著。

在我的自然蒐藏中，有三根珍貴的歐亞松鴉羽毛，它們交織著黑色和如七月晴空般鮮豔的藍色。這樣的羽毛非常難得，有時自然觀察愛好者之間會將它們作為珍品交換。我把這三根羽毛拿出來，在歐亞松鴉待在庭院時凝視它們。這些羽毛來自翅膀上一小片色彩斑斕的部分。我不禁想，歐亞松鴉的羽毛過去是否曾被當作某種貨幣進行交易。我自己倒是非常樂意用一塊培根或者幾個大蛋糕來換取一兩根歐亞松鴉的羽毛。對我來說，它們就像真正的寶藏。儘管歐亞松鴉擁有高超的狩獵技能，但牠們其實相當膽小。所以，看到一隻歐亞松鴉在我們的庭院裡，被尖酸刻薄的歐亞黑鶇教訓一頓，竟然給我帶來了一劑溫和的天然抗憂鬱良藥，這是我許多星期以來未曾感受到的快樂。翌日，那隻歐亞松鴉與它的伴侶一同出現，我欣喜若狂。

每天大部分時間裡，我仍無法提起足夠的精神能量去森林散步，因此我選擇坐在窗邊，觀察餵鳥器旁忙碌的羽毛訪客。這看似微不足道、甚至可以說是人造物與自然的接觸，卻在四月的許多陰暗日子裡支撐著我繼續前行。

上個月我生病時，春天的進展再次因為極寒的低溫、大雪和嚴霜而被迫中斷數個星期。我幾乎沒有注意到這個變化，只是隔著臥室的窗戶冷眼旁觀。社群媒體推特和 Instagram 上出現了迷人的冬季景象，以及庭院桌上堆得出奇高的積雪，我甚至對此感到有些厭倦。那時，我的內心被另一種形式的冬天緊緊束縛，並未考慮這種嚴酷天氣對野生動物的影響。這場寒流不僅阻止土壤和空氣的溫度的逐步回升，從而延緩了植物和樹木萌芽和開花的過程，還將地面上的食物，如蚯蚓、種子和小型哺乳動物，覆蓋或封鎖在冰庫般的世界裡。結果，許多雌鳥和雄鳥的體能惡化。鳥類需要耗費大量能量來確立領域、尋找配偶、築巢、下蛋、以及孵蛋和養育幼雛。而當冬季天氣恰逢春天剛剛開始時，這會對許多鳥類的配對時機產生災難性的影響。雌鳥必須等到自身體能恢復後才能繁殖，而這種延遲可能會導致牠們在繁殖季節內無法多養育一窩雛鳥。

歐亞黑鶇已連續五年在我們的樹籬中築巢。這是一片由女楨、接骨木和黃楊構成的濃密庭院邊界。我無法確定每年是否為同一對歐亞黑鶇來築巢，但通常在二月下旬，牠們總是在樹籬中相似的位置開始築巢。然而，今年雄鳥和雌鳥都在三月中旬才開始蒐集庭院周圍的乾草莖、泥土和苔蘚，比往年晚了幾星期。我想這應該是由於冬末的嚴寒天氣所致。現在是四月，這對歐亞黑鶇每隔幾分鐘就在我們的庭院裡尋找小蚯蚓和昆蟲，這是雛鳥開始孵化的跡象。在數星期的病痛之中，這樣簡單而美好的景象讓人倍感欣慰，儘管我非常渴望能擁有牠們那樣無窮的精力和活力。雄鳥趕走歐亞松鴉的嘗試依然嘹亮且堅定，但仍然徒勞無功。在庭院鳥類的階級中，雄鳥只有在歐亞松鴉降臨牠的地盤之前才是王者。

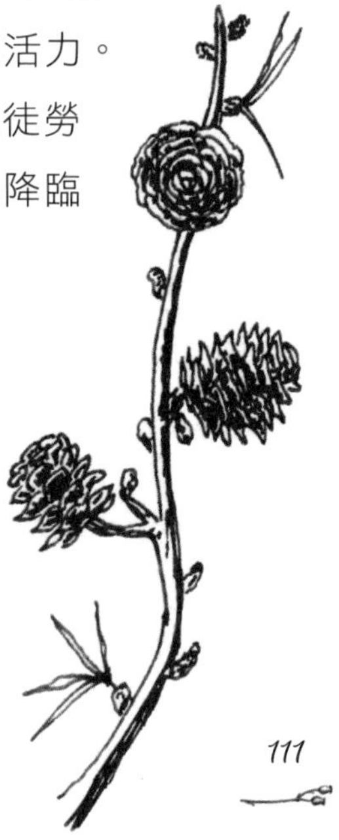

歐洲椋鳥開始成群結隊光顧我們的「鳥類咖啡館」，常以一片嘰喳爭吵混亂的降臨，爭搶麵包蟲和脂肪球塊。歐亞黑鶇對牠們的入侵憤怒不已，由於歐洲椋鳥的個子比歐亞黑鶇嬌小，所以每當一隻歐洲椋鳥飛到餵食台，歐亞黑鶇便以刺耳的鳥鳴怒斥，並且大力拍動翅場迅速驅趕。然而，當歐洲椋鳥成群出現時，問題就變得棘手了。歐亞黑鶇有時會試

歐亞黑鶇的巢

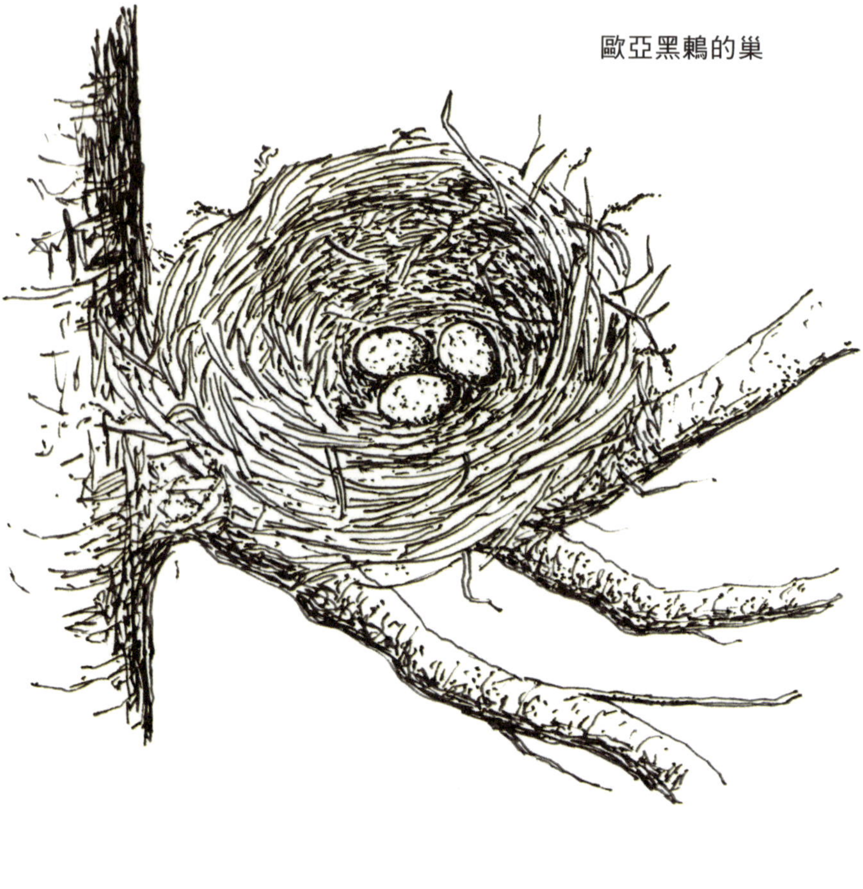

圖逐一對付牠們，但這耗費了牠尋找蚯蚓所需的體力，因此在大多數情況下，歐亞黑鶇選擇以怒目相視和警告般的啁啾聲對牠們示威，這種相當於「鳥群怒罵」的方式，同時繼續為牠的雛鳥覓食。

我在利物浦的郊區長大，幾乎很少有家燕在那裏度過夏天。即使在季節的尾聲，當家燕、普通雨燕或西方毛腳燕已經在這裡待了好幾個月且繁殖完成時，看見牠們的身影依然讓我感到振奮。我很早就意識到，這些小而暗色的旅客是特別的鳥類，牠們是希望的使者，是溫暖日子的預兆。

自從我們在 2003 年搬到芬地沼澤區邊界，我注意到家燕每年都會在 4 月 12 日至 14 日之間抵達，但今年這幾天過去了卻毫無蹤影。季節似乎被凍結了，牠們缺席令我感到困惑。我轉向推特尋求可能的解釋。有人提到，家燕已經在英國南部海岸出現，但比平常晚了好幾星期。鳥類愛好者之間充滿疑惑：氣候暖化理論上應該讓牠們更早從非洲飛回來。三月的冰冷天氣不應該會影響牠們。到底發生了什麼事？牠們現在在哪裡？有消息說摩洛哥的惡劣天氣拖延了牠們的遷徙旅程。我觀察著天空，坐在庭院裡，希望能看到一隻家燕的身影。籬笆上有喋喋不休的家麻雀，仍然保持警戒的歐亞黑鶇雄鳥，以及小心翼翼在我的三色堇花叢間跳躍的林岩鷚，卻沒有尾羽拖曳的家燕，也沒有滑翔飛行的姿態。幾隻銀喉長尾山雀成群結伴來到庭院，在飼料台上短暫停留，從容用餐，似乎不認為我在一旁是種干擾。牠們現身令人欣慰，但我的目光總是回到天空，期待著那隻我深切渴望見到的小鳥。

隨著四月推進，氣溫逐漸升高，我開始花更多時間待在庭院裡。我的康復進度緩慢，但無論是野生還是栽培的植物，都能帶來顯著的慰藉成效。在陽光明媚的早晨，我拔除花壇裡的雜草，並思考著土壤中益生菌的功效，特別是牝牛分枝桿菌以及可能尚未被發現的其他菌株，如何改變我大腦中神經傳導物質的平衡。園藝令人滿足，能溫和提振情緒，就像一場髒兮兮的瑜伽。再加上觀賞造訪庭院的鳥類，這些活動正幫我減輕憂鬱的念頭。我拔去寬葉羊角芹、田旋花、以及偶爾冒出翼薊的幼苗，清理了一個種植切花的花壇，準備在稍後的季節將花帶進屋裡裝飾。稍作休息，我端著一杯茶坐下，目光不自覺投向天空。就在那裡：第一隻家燕出現了！牠像一隻在空中波浪裡游泳的嬌小藍黑海豚掠過庭院。牠沿著籬笆飛行，追逐著聚集在那裡的蚊蟲，掠過小屋的屋頂，到達野生酸蘋果樹時俯衝低飛，接著繼續描繪出我們小小庭院的邊界，最後停在我們的舊電視天線上休息。這隻家燕從南非一路飛來，每天飛行約兩百英里，歷時將近一個月，完成了五千英里到六千英里的旅程。對這麼一隻小鳥來說，這是一項令人瞠目結舌的壯舉。將家燕子視為面對看似無法克服的任務，仍能堅持不懈的象徵，雖然聽起來像是陳腔

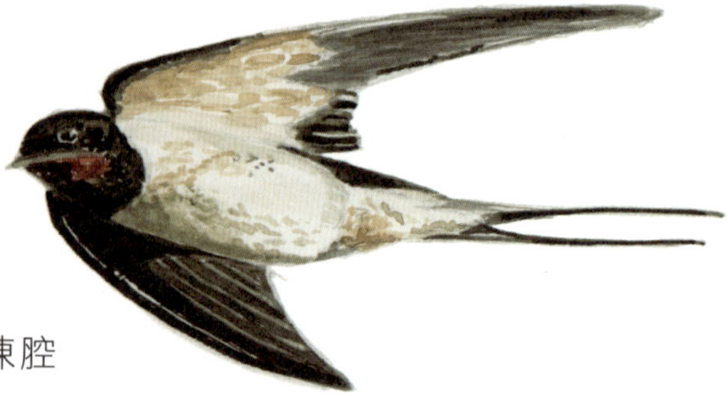

濫調，但牠們的旅程的確非比尋常。旅途中，許多家燕因暴風雨或掠食者而喪命，但大多數最終還是抵達繁殖地，配對、築巢、下蛋、養育幼鳥，然後像靈活的羽毛飛鏢一樣穿梭於夏日的田野之上，最後聚集在電話線上，為下一年離去的旅程做準備。牠們出現在我一年當中通常狀態良好的時期。當我看到這隻家燕經歷如此艱鉅的旅程後，停留在我們家屋頂時，我感到無比興奮。牠抵達目的地，而我也撐過了另一個冬天。我在露台上哭了一陣子。

全家人，包括安妮在內，一同前往布拉德菲爾德森林國家自然保留區。這是一片非常特別的地方：位於聖埃德蒙茲伯里附近的一片古老林地，自十三世紀以來就一直當作榛樹的萌芽林 使用。經萌芽林管理的產品，現今仍然可以在森林入口處買到，例如用於搭建豆架的枝條，以及用於圍籬或支撐的木樁。這種管理方式維

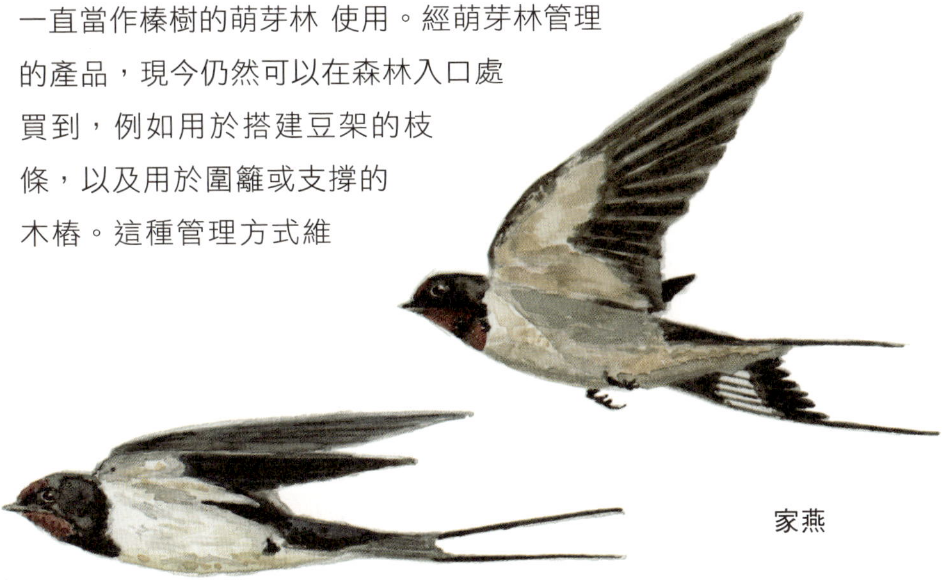

家燕

持了林地內的開闊空地，使野生開花植物得以繁茂盛生長，同時也讓香忍冬、歐洲黑懸鉤子和野薔薇等茂密灌木叢得以生長，這些灌木叢為普通夜鶯的提供理想繁殖地和庇護所。如今，這在英國已是罕見的景象，宛如一瞥逝去的時代。

雨後的小徑上滿是黏滑的泥濘，隨處可見積水，而且寒風刺骨。但被砍伐過的榛樹下，以及小徑的邊緣，地面上散布著春天的植物跡象。我們剛踏入林地不久，就見到了叢林銀蓮花。這些花是如珠寶般鮮豔的銀蓮花屬植物中，較為黯淡的野生種類。每年三月可在花店中見到它們的同類，而在八月的庭院裡則可欣賞到粉紅和白色的打破碗花花。其中一個別名是「狐臭花」(smell fox)，因為葉子會散發出麝香般的氣味。在布拉德菲爾德森林裡，它們成片生長，像星座般點綴著林間空地。它們也活出另一個別稱「風之花」(Windflower)的意境，隨著四月刺骨的寒風顫動、舞動。它們的葉片鋸齒分明，形如天竺葵般精緻，單層白色花瓣環繞著完美的花藥，讓人不禁想沉浸其中，久久凝望。

我們在林間轉過彎，一條筆直的林間小徑出現在我們眼前。我們走得緩慢，因為這裡的泥土特別厚重，地面上留下了山羌和鳥類的腳印，而安妮則對每一個腳印都充滿了興致，一一嗅探。沿著這條小徑走了幾公尺，我瞥見一抹微妙的黃色，停下來仔細查看。那是一株正在綻放的牛舌櫻草。這種花僅在東安格利亞的少數幾個地方生長，花瓣的顏色和形狀與歐洲報春的花相似，但生長姿態卻像黃花九輪草。它的花梗直立，從美麗的皺褶狀葉基長出，每根梗頂部都開著幾朵花。

布拉德菲爾德森林裡的叢林銀蓮花 〉

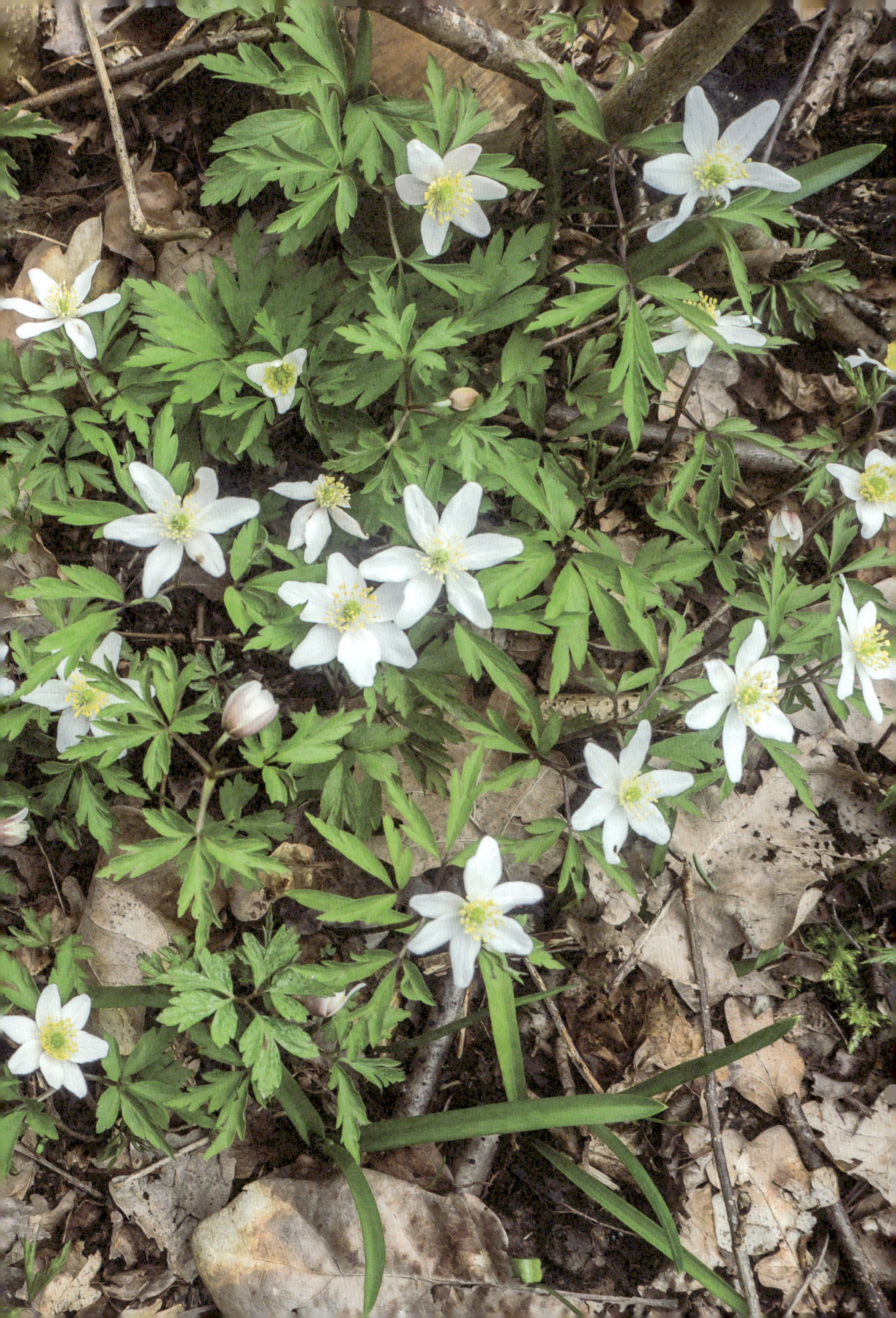

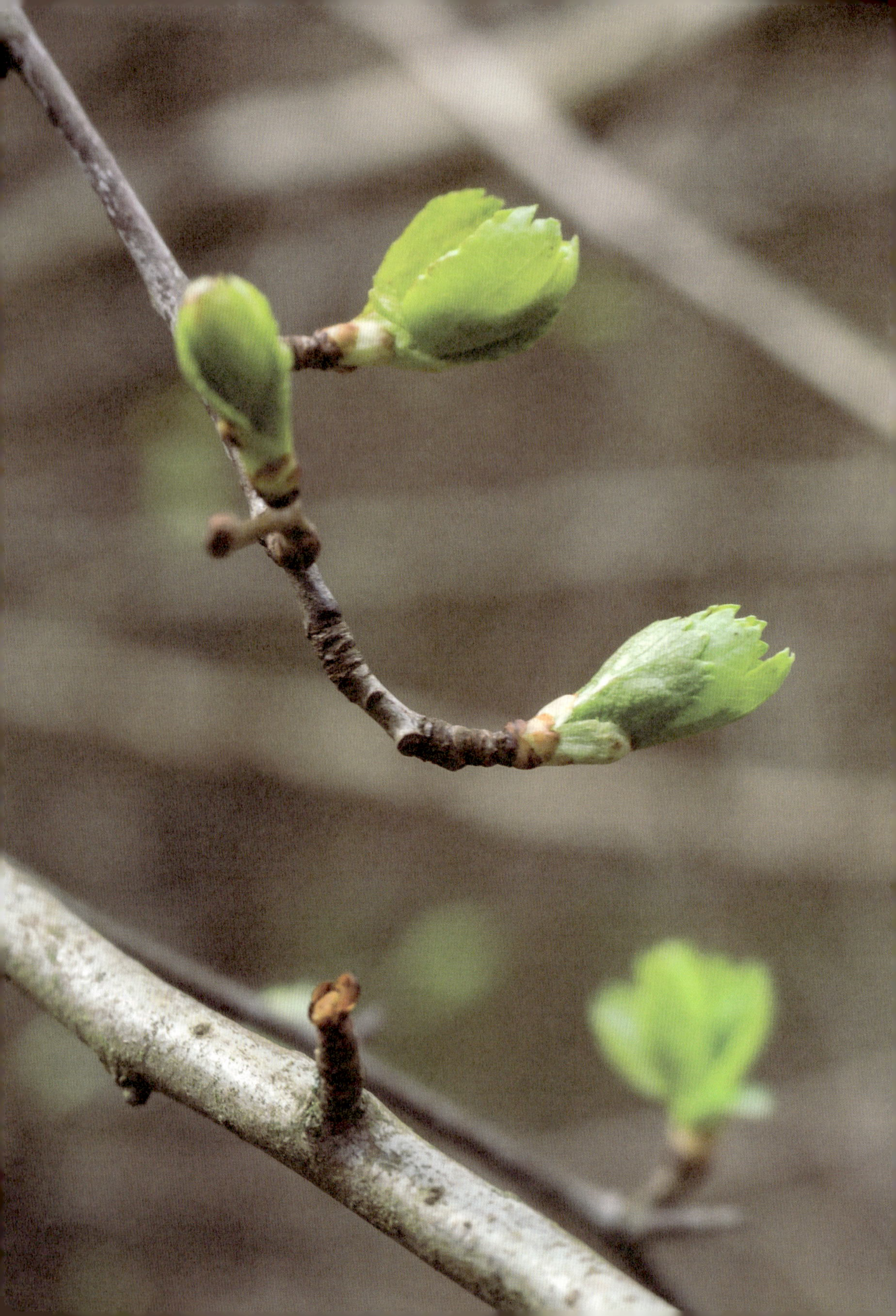

這種花曾在《仲夏夜之夢》（A Midsummer Night's Dream）中由奧伯隆的不朽獨白所描繪。他提到的那片「野百里香生長的斜坡」是一片交織著牛舌樱草、野薔薇和香忍冬的植被。而作為植物學愛好者的我，忍不住擔心了一下：歐洲百里香更喜歡溫暖的砂質土壤，而牛舌樱草則生長在涼爽、富含落葉腐殖質的林地土壤中。不過，這樣的擔心像是在植物解說，未免顯得有些無聊。

這裡確實有野生的香忍冬，纏繞在砍伐後的榛樹椿上，還有覆蓋在歐洲黑懸鉤子中的鳥巢，是普通夜鶯的隱秘住所。奧伯隆提到的那片仙境般的斜坡，是一片光彩奪目又充滿魔力的植物交織之地，正是緹坦妮雅喜歡躺下小憩、沐浴花香的地方。他的話語彷彿就是以布拉德菲爾德森林的林間空地為靈感而創作。

熊蔥的葉子已經開始展開，花苞也隱約可見。我知道，在布拉德菲爾德森林的溝渠邊，有我最喜愛的花之一：紫萼路邊青，但現在還看不見它們。不過，我注意到了繡線菊的嫩葉，沿著主脈深深摺疊，就像植物界的摺紙藝術。雖然春天的步伐被寒冷與雨水放慢，但它的確已經來臨。我向女兒們展示每一株植物，告訴她們牛舌樱草是多麼稀有，她們聽得入神。就在我們即將離開時，我的小女兒注意到頭頂上的一小片酸綠色。今年的榛樹新葉正悄然冒出。在冬季褐灰色殘景中的這些明亮小斑點雖然微小，但卻格外迷人。我們離開了這片迷人的森林。我知道，這些春天的跡象不僅標誌著季節的更替，也為我的康復帶來了力量與希望。

〈 布拉德菲爾德森林中，新生的山楂葉

峨参

Anthriscus Sylvestris

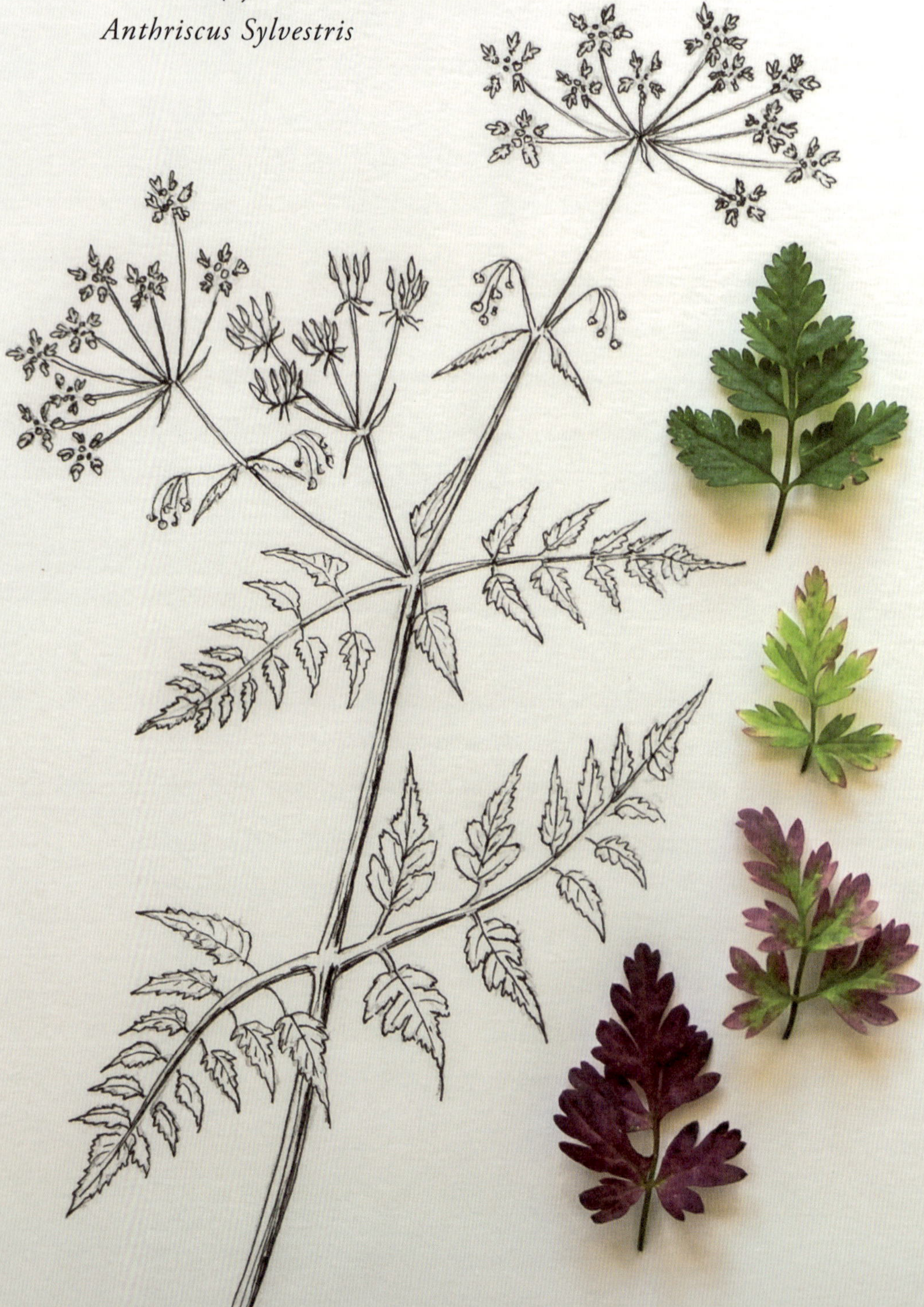

5月

夜鶯歸來、峨參盛開

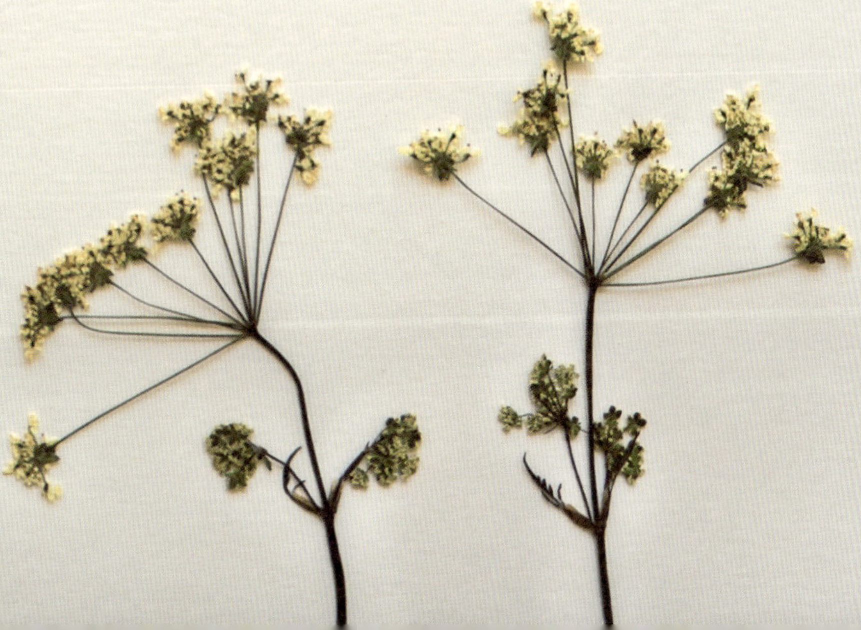

距離我生病已經過了兩個月，雖然我已經擺脫了這次憂鬱症最糟的發作階段，但低落情緒的陰影依然隱藏在我的意識中。然而，隨著五月的來臨，我那被壓抑的追尋自然奇觀的本能開始重新甦醒。一開始這種本能依舊微弱而模糊，但它的回歸讓我感到無比欣慰。

生病期間，我待在室內，錯過了的許多春季時光，但季節放緩表示如今五月初，峨參的花才剛剛開始綻放，英國藍鈴花則正值盛開。我很高興自己沒有錯過這一切。憂鬱的殘餘依然在侵蝕我的動力和精力，但對於在林地地面上看到那片夢幻般藍色薄霧的渴望，強大到憂鬱無法壓制它。因此，我再次驅車前往布拉德菲爾德森林國家自然保留區。

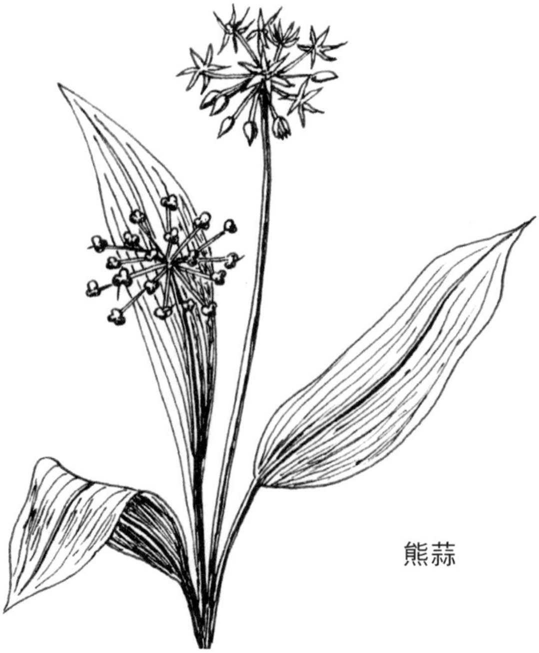

熊蒜

當我踏入森林時，迎接我的是一種特有的溫柔暖意，那是天空放晴、春天步伐加快時的氣息。和煦的天氣與斑駁的葉影交織，春日萌發的翠綠、落葉的芬芳、以及英國藍鈴花清香混合成一種令人沉醉的感官饗宴，伴隨著我的每一步。此刻此地，宛如天堂。陽光的溫暖、清新的氣息、繽紛的色彩，以及更深層次的自然氣息：新生蜜蜂的嗡嗡聲、細嫩的栗根芹葉，以及頭頂鳥鳴交織的交響樂，讓我的心靈翱翔。我覺得自己想徜徉於林間明亮的新生綠葉中，潛入去年腐爛葉層下，那裡有透過真菌菌絲連結樹根的「樹聯網 」，然後再向上升至空曠的林間空地，沐浴在灑落於熊蒜上的金綠春日陽光中。我駐足凝視，任憑自己沉浸在這片森林帶來的喜悅之中。我知道，榛睡鼠、普通夜鶯和蘭花在這裡棲息。這是一片充滿力量的土地。一片可以治癒的地方。

我慢慢走到第一片林間空地，距離遊客中心僅幾公尺遠。 這裡有萌芽林的榛樹林分 生長，密密麻麻布滿了僅生長幾年的細長枝條。一塊小牌子上寫著：「獨居蜂築巢中，請勿踩踏土坡」，這是一句如此美妙的話語，展現了薩福克野生動物信託對這片珍貴棲地的細心呵護。我注意到低矮的沙質土坡上方有些微小的動靜。是一些雌性褐礦蜂，一種

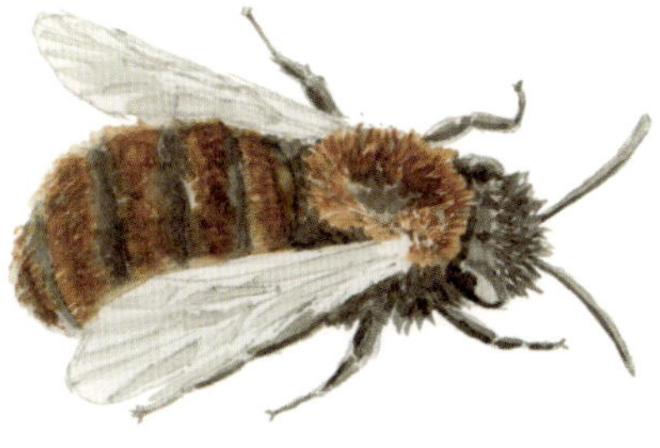

褐礦蜂

亮銅色的蜂，正在為了產卵而忙著挖洞，它們在洞口前盤飛，埋首於重要的蜂巢工作中。我回想起一年前，在這樣的日子裡，我也見過這些蜂。我記得當時曾凝視牠們一小時以上，而我的孩子們則用剛剛在冬季被收割的榛木條建造了一個絕妙的樹枝小屋。我渴望瞭解這些蜂，想知道牠們是如何挖這些小洞，也想追隨牠們的採蜜飛行。我駐足凝視，被牠們迷住許久。

在土坡的另一側，我找到了此這次前來尋訪的目標植物。它們的花朵正處於盛開巔峰：下方的鐘形花已完全綻放，每片花瓣都向後彎曲，而上方的鐘形花仍然含苞待放。那藍色深邃、濃烈、光彩奪目，這些花朵充滿了令人心醉的色彩。我找到一塊空地，鋪滿了纏繞的紫萼路邊青、叢林銀蓮花和栗根芹，我盤腿而坐，凝視著它們，任由陽光和花海的豐盛滲入我的眼睛，直達我的大腦。這種感覺帶來的滿足感堪比一塊最美味的巧克力蛋糕，或者一盤撒了鹽的自製炸薯條。彷彿我的心靈正在「品嚐」這片景象，並從中汲取滋養。

獨居蜂探訪英國藍鈴花時發出的嗡嗡聲，彷彿一首催眠曲。我感受到一股拉力，想要躺在這片花海中入睡。我讓時間悄然流逝，這正是所謂的森林浴。我完全沉浸在周遭的環境中：能聞到腐葉土的氣息，還有英國藍鈴花那淡雅的香氣；太陽正在溫暖我的後頸；耳邊是灌木叢中小型哺乳動物忙碌的

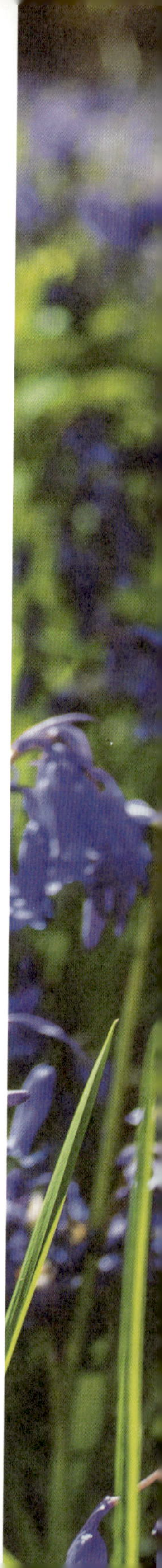

布拉德菲爾德森林裡的英國藍鈴花〉

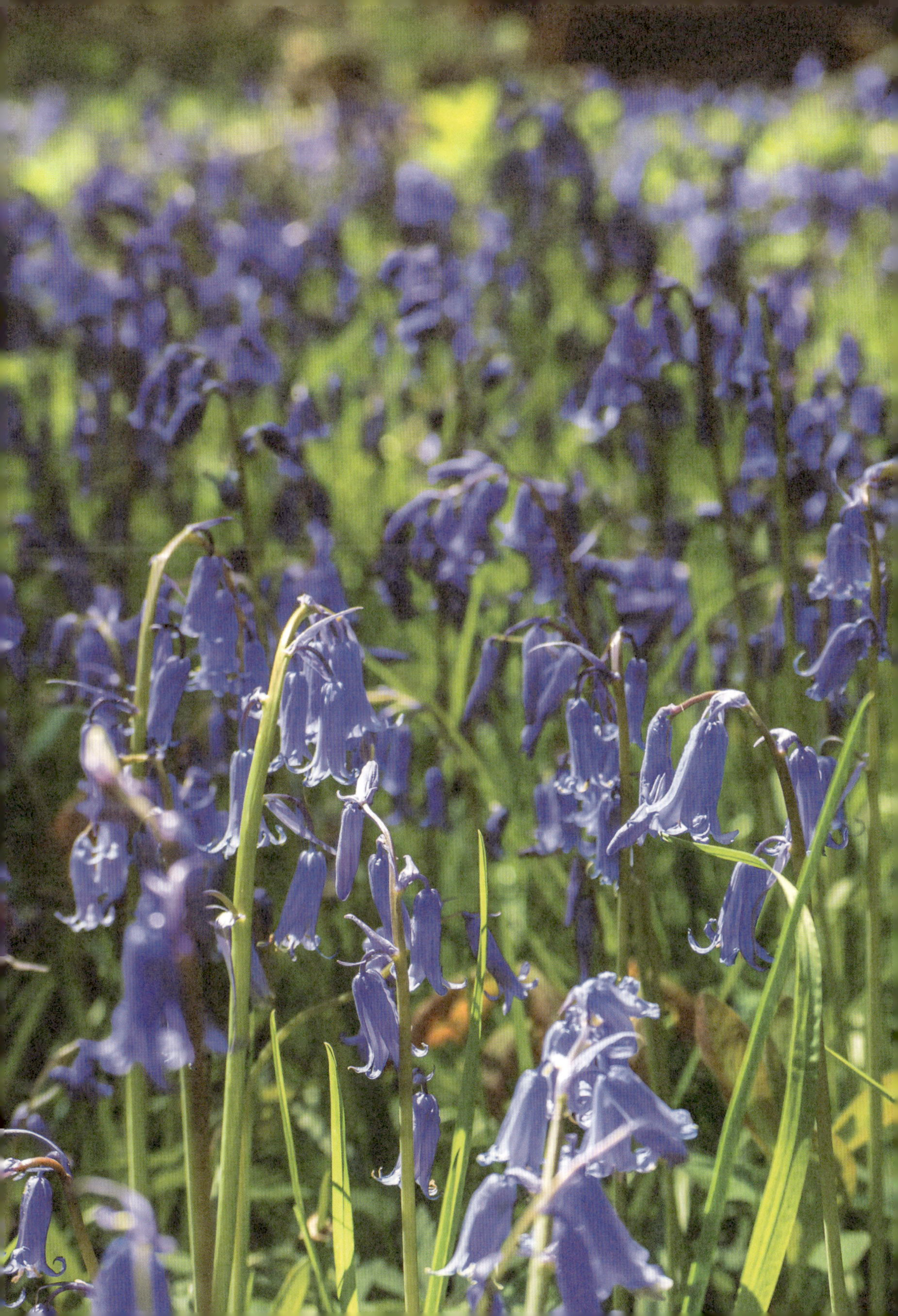

聲響，以及頭頂上鳥兒的鳴唱聲。這片森林正在降低我的血壓、提振我的心情、並減緩我的壓力。毫無疑問，它正在幫助我復原。我不知道自己在英國藍鈴花間停留了多久，但當我起身準備回家時，心中充滿了不捨。

在福德漢姆附近有一個路口，其路邊已經連續三年播種了偏好在草地上生長的原生野花，形成一片草地，圍繞著這個繁忙的地方，連結車轉彎和車輛川流不息的道路，通往索厄姆、伊利或紐馬基特。這片土地上沒有小徑。事實上，我懷疑是否有多少人會注意到它，因為大多數人只會匆匆行駛而過，趕往目的地。這裡可能只是視野中一抹稍縱即逝的模糊色彩，一團綠色上點綴著白、黃、紫的髒污。有時候，草地邊緣會出現被丟棄的損壞輪圈蓋。煙蒂與塑膠瓶零星散落在草叢中，都是行經車輛的乘客隨手丟棄的痕跡。這看起來似乎不是自然繁茂的理想之地：在草地邊緣，夏天通常會因乾旱而乾枯，有時還會被噴上除草劑或用割草機修剪。然而，無論是地主還是市政主管機關，卻在這裡創造了昆蟲天堂。這裡物種繁多：野生馬鬱蘭、矢車菊、法國菊、粟米拉拉藤和粗糙蓬子菜、普通野豌豆、白花三葉草、驢食草、大牛防風與歐洲山蘿蔔。今天，這片

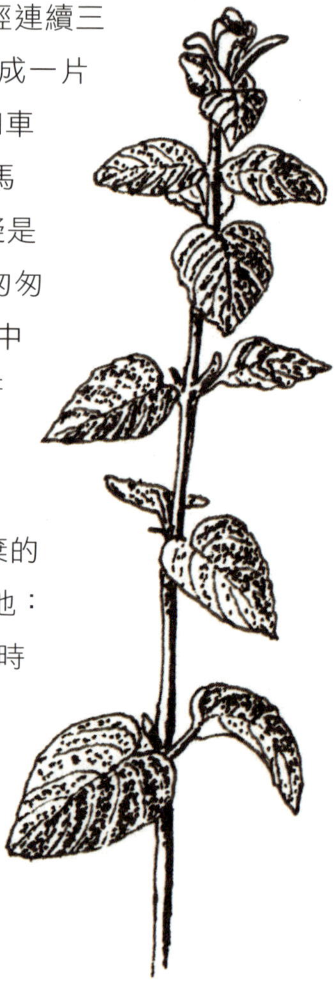

野生馬鬱蘭

草地上滿地都是歐洲報春。它們通常在四月中旬至下旬達到盛開巔峰，但在植物的時序中，仍然隱約可見三月降雪的影響。

我將車停在鐵路附近一個廢棄工業區的入口，然後步行前往圓環。周圍滿是歐洲報春的花：成千上百，彷彿一片黃色的花海之雲。歐洲報春的顏色濃烈而鮮明，像濃稠的蛋黃，其花瓣中心印有五個橙色的小點。五片花瓣形狀像心形，組成了一圈圈小巧的花簇，從每組萼片中突出，呈現出優雅的波紋狀。此時已經是傍晚，低掛的陽光從背後照亮這些報春花，場景美得令人屏息。我坐在這片歐洲報春之中，就像之前坐在英國藍鈴花叢中一樣，細細品味這片美麗又精緻的景色。雖然距離我幾公尺之外車輛轟隆而過，但我幾乎沒有注意到它們的存在。

我每年都會找一些特定的野生動植物：春天的花格貝母、冬天群聚的歐洲椋鳥，以及初夏的蘭花。而在五月，我的心思總繞著一種特別的鳥打轉，是一種難得一見的候鳥，稀有的物種，牠發出的聲音可說是所有動物中最令人驚奇。這種鳥的歌聲中有如流水般奔騰、潺潺的聲響，穿插著幾乎甜美到令人心碎的重複高音及顫音、半音階滑行和低沉的低音，這低音甚至能模擬引擎的聲響。當我聽到普通夜鶯的鳴唱聲時，彷彿我的其他感官都被按下了靜音鍵。我的聽覺接管了一切，那隻鳥發出的聲音似乎在我的腦海中觸發了相應的神經興奮脈衝，讓我的心靈為之震撼。

九年前，有一隻普通夜鶯在我們村莊的森林中鳴唱。這片森林是我幾乎每天都帶著安妮散步的地方。我站在浴室窗前就能聽到牠的鳴唱聲，激動得忍不住錄了下來，還把錄音放在我的部落格上。不幸的是，這隻普通夜鶯雄鳥，或許

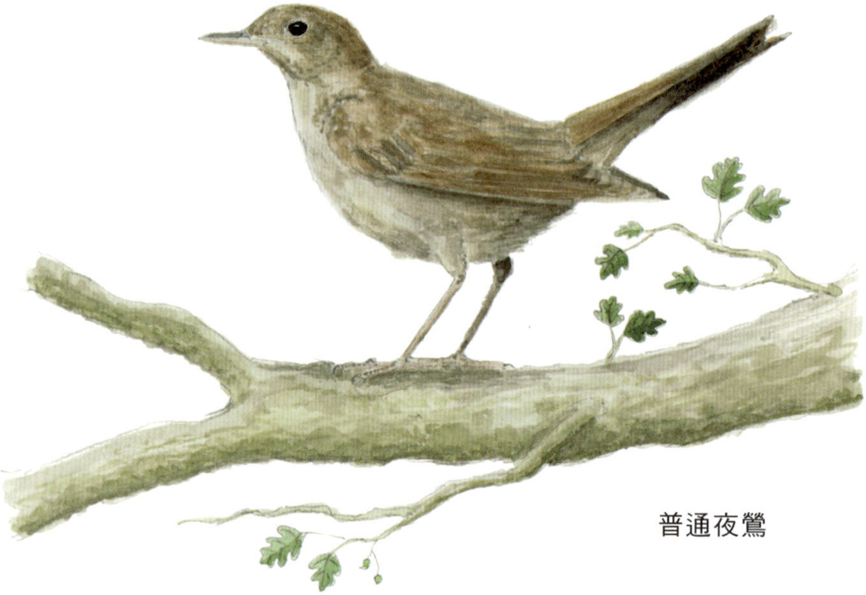

普通夜鶯

當時是準備飛往威肯沼澤區，但卻在我們小屋後的樹林間停留了下來。然而，牠未能找到伴侶，隔年也沒有再回來。

我聆聽普通夜鶯歌聲的渴望如此強烈，以至於我曾驅車一個半小時，前往位於北安普敦郡的 格拉普索恩放牧自然保留區群找普通夜鶯，那是一片受保護的茂密林地。我也曾在威肯沼澤區的一塊野餐墊上舉行過獨女守夜，試圖捕捉每年僅有幾隻鳥的鳴唱聲，但失敗收場。我曾在托斯卡尼一個樹林環繞的山谷中，聽到數十隻普通夜鶯的合唱，那是我

生命中最美妙也最重要的自然體驗之一。然而，我渴望能在更近的地方找到普通夜鶯的蹤跡。於是，我在網路上搜尋附近的繁殖地，發現了位於聖埃德蒙茲伯里附近的萊克菲爾德湖。據說，每年有數對普通夜鶯在那裡繁殖，而那裡距離我僅半小時車程，沿著 A14 公路即可抵達。

某個傍晚大約七點，我出發前往萊克菲爾德湖，在暮色漸起時抵達停車場。光線柔和，天空呈現出漸層的藍色，而接近地平線處，藍色與淡雅的淡黃色無縫交融。剛展開新葉的春樹剪影，在暮光中勾勒出精緻的花邊圖案。我停好車，搖下車窗，耳邊立刻響起了一片鳥鳴的聲牆。這是黃昏合唱，到了春天，許多鳥類會站上高枝，宣示自己的領域。我可以看到小鳥的身影，圍繞停車場樹木的最高處，以剪影姿態現身。這是一場鳥類合唱，如同一曲美麗的警告：每隻鳥兒都在同時宣示牠們、鳥巢與家庭的存在，提醒其他生物不可輕易入侵牠們的領域。

當光線逐漸減弱，黃昏的鳥鳴合唱也隨之消退，僅剩歐亞黑鶇和歐歌鶇仍在周圍樹梢高聲歌唱。歐亞黑鶇的優雅哨音與歐歌鶇反覆的詩句之下，隱隱傳來另一種聲音。這歌聲幾乎聽不見，我鎖上車，循聲而去。隨著歐亞黑鶇逐漸沉寂，牠們的歌聲間隔越來越長，最終進入沉睡。歐歌鶇的歌聲也靜止，牠們已經棲息。剩下的鳴唱聲被距離和茂密的灌木叢遮掩，但低沉而清晰的「啾啾啾」音序讓我確信，那是普通夜鶯。當我辨認出牠的聲音時，我停下腳步，專心傾聽，讓這些音符在耳中凝聚成形。優美的高音反覆響起，帶著某種令人難以承受的深切情感，穿透林間敲擊著我的心靈。這些音符意外打開了我的思緒。這個冬天漫長而艱難，那幾個月的生活沉重，我的心靈為此付出了代價。如今，我才剛開始感覺到生命的活力。普蠶夜鶯的鳴唱聲從遙遠而無形的某處傾瀉而出，似乎將這些事情一一聚焦。每當憂鬱抓住我，我便使出所有的武器與之抗衡，勉強掙脱，緩慢恢復，試圖繼續生活。這個循環無情又令人疲憊，但我堅定活在每個當日，而不去思考整個疾病。站在這裡，聆聽這複雜而美麗的聲音，壓抑的念頭突然爆發在腦海中。我才意識到，我可能永遠無法擺脱這個病症，它已經奪走了一生中一半以上對生活的完整享受。我發現自己憎恨憂鬱症。它像一隻巨大的灰色軟體動物，盤踞在我的心靈之上，而我盡力從它的沉重壓力之下掙脱，靠著置身於樹林、鳥類和植物中，我試圖驅散它；透過繪畫、製作手工來讓自己的心境更為正面。我尋求談話治療，每天吃藥，當黑暗侵襲時增加劑量。我必須不情願的多休息與睡眠，而且無法完成自己期望的事情。試圖控制病症是一場永無止境的任務，令人沮喪的悲慘鉅作。我感到疲憊，突然渴望有短暫的假期：哪怕只有一天，讓我可以醒來，單純享受當下，而不必降低對生活的期望。我在萊克菲爾德湖的夜晚哭了起來，聽著這隻稀有鳥兒的微弱美妙歌聲。我站著，讓眼淚流下。我大聲啜泣，鼻涕滴在小徑上。我允許自己把所有的憎恨和憤怒混亂而響亮的釋放出來。然後，我將心神拉回現實，把這些思緒塞回那令人厭惡的精神盒子裡，上車，開車回家。

隔天，我感覺好些了。允許自己承認與憂鬱症共存的疲憊感，讓我的心靈輕鬆了許多。我牽著安妮的牽繩，走向小屋後的森林。我們沿著熟悉的路徑，穿越樹林，那些再熟悉不過的小徑讓人感到安慰。林中散發著迷人的香氣。接骨木與山楂已經開花，它們散發出清甜如麝香的香氣，與落葉層的蘑菇氣息和濃郁的綠意氣息混合：草木繁茂、無數植物綠葉茂盛的氣息。我停下來細看一些山楂花。每朵小巧的五瓣花都精緻無比，數十萬朵這樣的花裝飾著這棵樹，散發出醉人的芬芳。我想著幾星期後即將成熟的山楂果。那鮮紅如赤霞的顏色對我來說，是一種強烈的視覺療癒。在一年四季中的三季，山楂樹都能撫慰我的心靈，幫助我抵擋心理的黑暗。我對這棵樹充滿了深深的感激。站在那裡，深深吸入花朵的濃郁香氣，我想起南．雪帕德 描述松樹的話：「當那芳香……探入我肺部最深處的角落，我知道那是生命在進入。我透過鼻腔中的細毛吸入生命。」

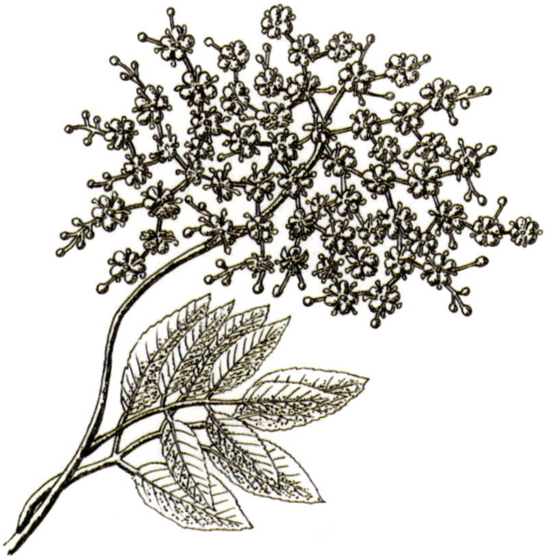

接骨木的花

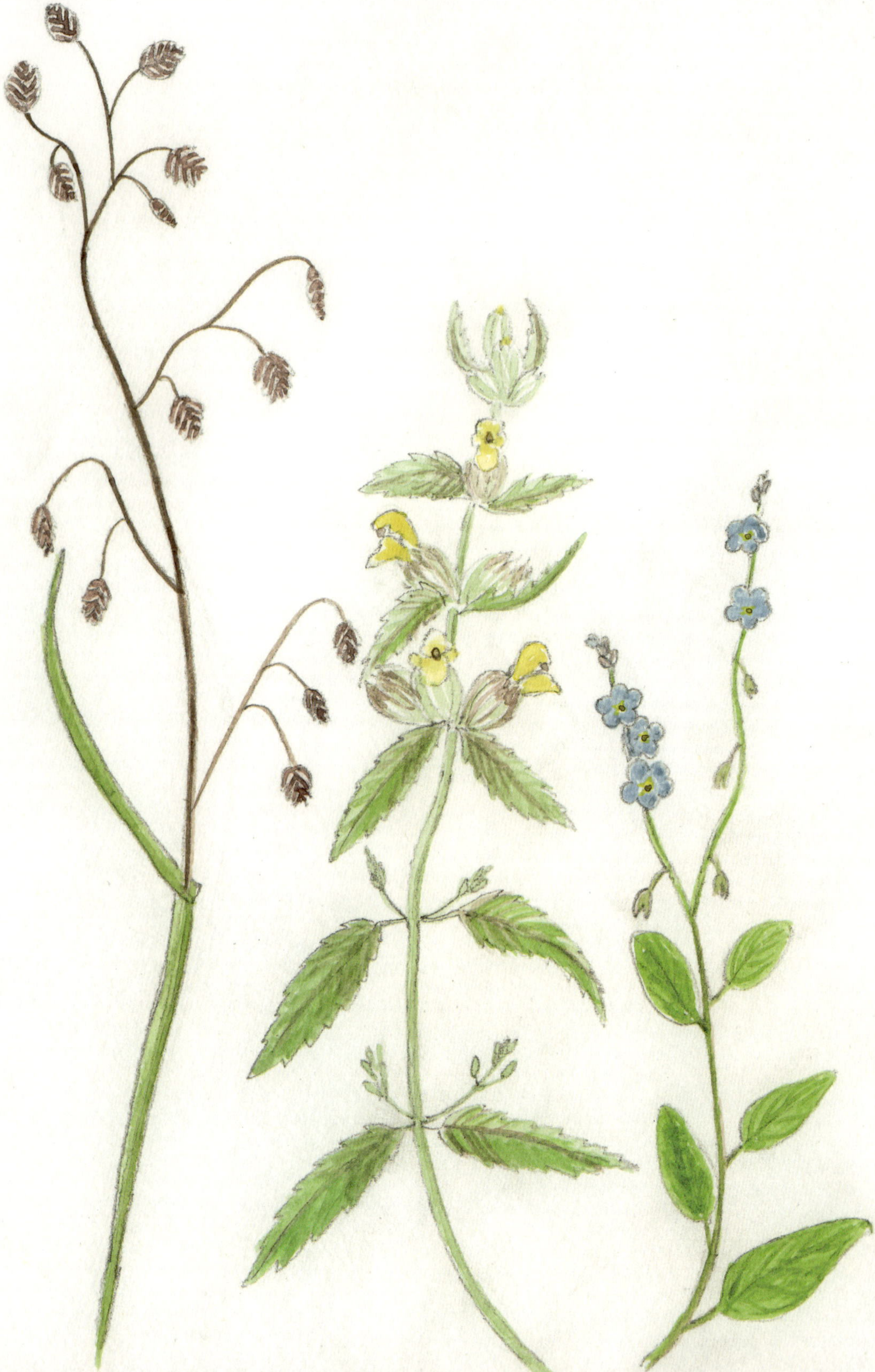

6月

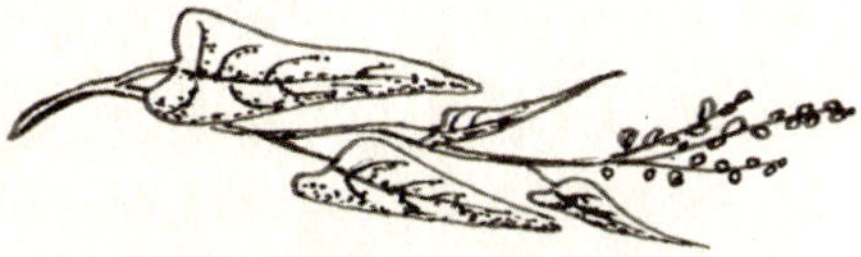

眼蝶羽化、蜂蘭怒放

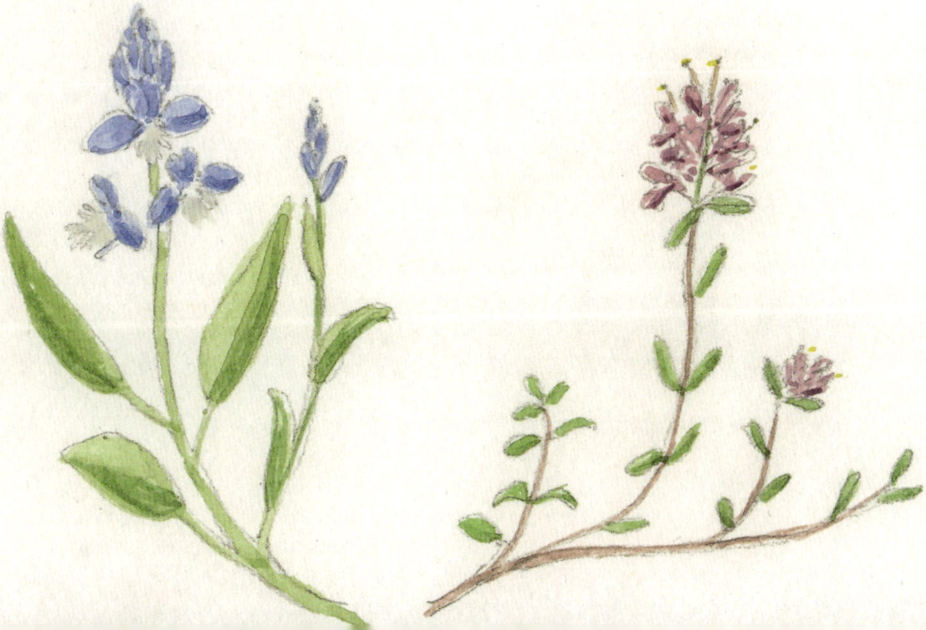

花卉的輸送帶，自二月的雪花蓮開始，如今已進入高速運轉模式。年初時，這循環進展緩慢，雪花蓮與冬菟葵之後，二月底緊隨而來的是紅葉李、黑刺李、多年生山靛、野生水仙與叢林銀蓮花。三月與四月，開花的節奏稍稍加快，變得令人愉悅而穩定。我得以充分吸收每一種花卉的美：仔細觀察、品味、拍攝、繪畫，若花量足夠，我會將其壓製保存。當花期結束，我略帶傷感，但轉眼又能將注意力轉向另一種正接棒綻放的花卉。到了五月與六月，無論在路旁或花園裡，植物的生長速度令人目眩神迷。只要溫暖的季節其間雨水充足，路旁的翠綠便會從試探般的生長，一躍而成為奔放的茂盛景象。

五月中旬，峨參葉正值成熟期，花莖開始像細膩的植物煙火般向上綻放。這是一年中我開始難以跟上花朵綻放節奏的時候：金錢薄荷、栗根芹、短柄野芝麻、小野芝麻、山楂、糙毛獅齒菊、歐亞路邊青、琉璃苣、野罌粟、粟米拉拉藤、粗糙蓬子菜、大牛防風，還有無數其他植物，全都同時開花，彼此交錯，爭相綻放，將

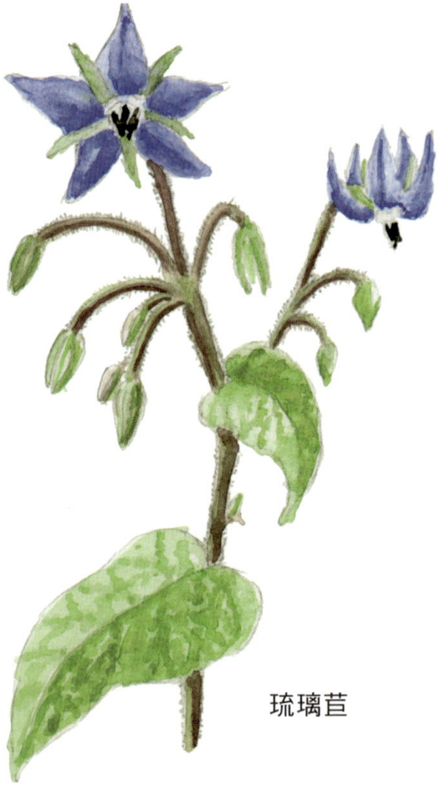

琉璃苣

路旁點綴得滿是花朵，多得我幾乎無法逐一記住。五月的植物生長與一月相比，簡直像身處另一個植物的國度，但這兩個時節僅相隔九十天。每到了六月，我總是希望時間能放慢腳步。我想延長生長季節，好讓我能更從容地吸收夏至前這幾星期的翠綠豐盈，在草地逐漸褪色轉為棕黃，歲月開始邁向秋天之前，按下暫停鍵。

當我目送山楂花逐漸凋零（微微的傷感），目睹峨參花結種子（明年再見，我最愛的花），看到野罌粟沿著農田的邊緣鮮紅如血（請多停留片刻），以及第一批接骨木花開始轉為褐色（啊該死的，今年過得實在太快了），一個念頭突然閃現。我無法按下暫停鍵，但或許我能倒帶……向北追逐春天的腳步。這個想法在我的腦海中醞釀了幾星期，我開始思索，我可以去哪裡。

我在推特上看到一些照片，展示著赫頓魯夫石灰岩地面的裂隙（石灰岩裂縫）中生長的堅韌小型植物。或許，我應該去蘭開夏郡。這個惡名昭彰的應用程式，雖然常見針鋒相對的口水戰和酸言冷語，但也有溫柔的一角，向我展示了迷人的英國蘭花圖片：蒼蠅蘭、綠翅蘭、紫斑掌裂蘭、蜂蘭、南方沼澤蘭，以及纖細的羅氏羊耳蒜。我對蘭花的渴望，以及或許能找到仍在盛開的峨參花的希望，變得無法抗拒。我最終選擇德比郡作為尋找它們的地方。德比郡野生動物信託網站提到了「蘭花」和「豐富繁茂」，並鼓勵讀者在六月花卉盛放的巔峰時期造訪當地的草地。我在 Airbnb 上找到了一間微型小屋的租屋資訊，於六月第二個星期的傍晚前往該處。

隔天早晨，我離開貝克韋爾附近租的小石屋前，我讀到關於克羅姆福德的玫瑰盡頭草生地自然保留區的資料，並在網路上找到幾張稍顯模糊的照片，展示一片翠綠的草地，點綴著淡粉色的蘭花。我跟隨導航儀的指示前進，卻發現自己來到一片住宅區。這真的是正確的地點嗎？我是否正在徒勞追尋？我對自己的研究產生懷疑，茫然的低頭查看手機。確實，郵遞區號的位置就在這片依山而建、擁有百餘戶看似友善的住宅區內。我決心繼續探尋，向一位倚著花園圍牆的當地居民詢問草生地是否就在附近。她說：「你就在正確的地方，只要沿著那些臺階往上走，然後一直靠左，你就會找到。」儘管她這麼說，依然很難相信居住密集的社區旁會有一片自然保留區，還可能見到蘭花。但我仍然攀上了那些臺階。登頂後，映入眼簾的是一條草徑，一側長滿了糙毛獅齒菊、結種子的峨參和高聳的翼薊；而另一側則是排列整齊的後院圍牆。小路蜿蜒轉個彎，再越過一段布滿粗大樹根、短而陡的坡道，我終於在右側看到一扇門，門旁的標誌表明我已抵達玫瑰盡頭草生地。這片僅僅與後院相隔數公尺的入口，並沒有任何漸變的過渡帶，彷彿一瞬間便從園中池塘、兒童三輪車和煎培根的香味，切換到一個如詩如畫的鄉村景致。入口處由即將開花的接骨木圍繞，另一側的山楂樹上懸掛著尚未成熟的果實，枝葉彎向小徑與接骨木相接，而我腳下則是一片翠綠的植物雜亂交織：紅色剪秋羅、歐洲五舌草和開放的大牛防風，生機盎然。

這種處於臨界點上的感覺、沿著一條通往未竟之地的小徑前行的感覺、可能發現我一直在尋找的事物的感覺，讓我有些頭暈目眩。我是一個令人羞愧的不諳世事的人。年輕時，由於健康問題和缺乏自信，我幾乎沒有旅行過，而自從十二年前為人母以來，各種情況也讓我的小家庭無法踏出國門。然而，這些本地或英國境內的小冒險，尋找新的棲地、稀有植物或小型野生動物奇觀，對我來說和目擊鱷魚、神鷲或峽谷一樣奇妙。能來到這個地方，讓我感到無比興奮。

我推開了門。小徑陡峭地向上延伸，兩側被茂密的綠色草叢包圍，因此在幾秒鐘內，我的視線被侷限在一、兩公尺的範圍內。然後，小徑漸漸平坦，右側的地勢突然向下傾斜，形成一片小空地，邊緣是高大的岩槭和山楂，密密麻麻點綴著從茂密草叢中冒出大牛防風的花。我的左側是一片草地，幾乎形成一條地平線。這裡是起伏的鄉間，而這片草原如同植物界的義大利山城般，緊緊依偎在山坡上。

我低頭看向腳下，立刻看見了一片植物的交錯繁生，其中有幾種植物我之前只在參考書中見過。大片地面覆蓋著極為低矮的植物，宛如我曾在鄧傑內斯海岬看到的地衣荒原的草原版。只有三公分高的歐洲百里香正開著花，散落在它四周的，是一片片像極微小白色圓葉風鈴草的繁星般花朵。記憶中某個模糊的片段被激起，我迅速用手機搜尋，確認這就是仙女亞麻。站在這片野地中，手裡拿著手機搜尋資料，我不禁感到，這裝置就像隨身攜帶了一整套植物參考書。我好奇像安娜．阿特金斯這樣的維多利亞時代博物學家，這位青

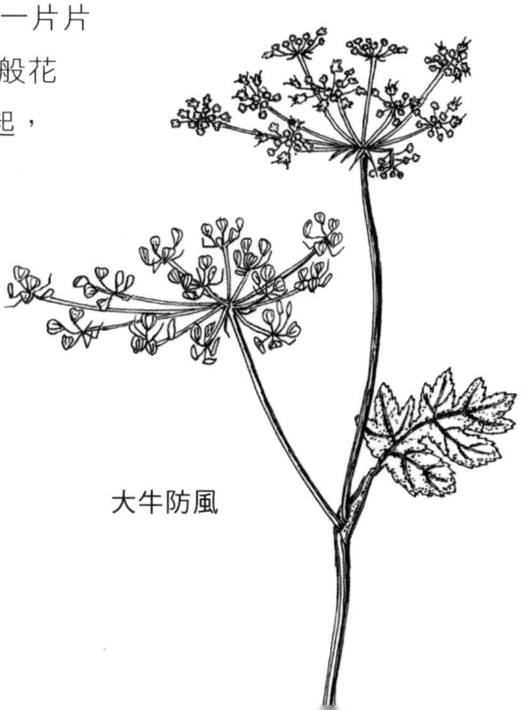

大牛防風

睞藍曬法且對海藻充滿熱情的人，若看到我所依賴的這種辨識植物的裝置，會作何感想。

我曾在花園裡種植過普通亞麻，那是一種優雅而空靈的植物，開著強烈藍色的五瓣小花，就像我女兒們小時候畫的花，每朵花的生命僅有二十四小時。而眼前這種迷你的野生亞麻花，纖細得令人屏息，看到這種植物，對我來說是第一次，它用途廣泛（比如催吐與敷藥），這給了我一種喜悅的衝擊，可以稱為「自然小發現」或博物學家的「自然小確幸」。接著，我的眼角捕捉到一抹藍色，鞋子前方不遠處竟然出現了我一直渴望見到的植物。當我的思緒調整好迎接這份新的興奮後，發現它的纖細莖條延伸在歐洲百里香與仙女亞麻之間，綿延數公尺。在我腳下的是奶麥草。這植物大約七公分高，擁有如翠雀花般深邃的藍色，宛如清澈加勒比海的天空色澤，其花瓣內層還有一圈如同迷你白化孔雀尾巴般的精緻白色流蘇。它喜歡石灰質土壤，傳統上用於治療呼吸

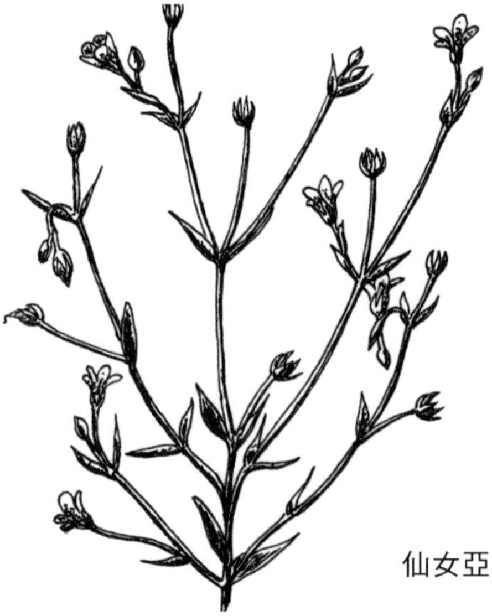

仙女亞麻

道疾病，而凱布爾．馬丁牧師在《簡明英國彩色植物圖誌》的第十一張圖版中，將它與野芝麻菜、海芥藍和普通岩薔薇一起描繪。這片土地的植物群像小人國一樣微小，卻帶來極大的激動。我的大腦被多巴胺充滿，清楚知道在這裡還有更多美好的「自然小確幸」等著我去發掘。於是，我繼續探索下去。

我爬向右側空地的大牛防風，那裡的植物群由低矮、乾燥、精緻的荒地轉變為茂盛的草生地。有一種童年時期的本能驅使著我：在高草叢與花叢中坐下，所以我立刻照著做。許多草的花莖已高至我的肩膀，讓我感覺自己像是隻野生動物，隱身於植物之間。我開始仔細觀察身邊的植物。很快，我發現了小黃鼻花，這是一種半寄生植物，能從附近草本植物的根系中獲取部分營養。這種植物能顯著提升草生地環境的植物多樣性，通過抑制入侵性草種的生長，讓更多種類的野花與其他植物得以繁殖。我看到有種草本植物的花莖，形狀像非常小的矮燕麥，再次感到一陣植物學的狂喜，因為我意識到這是凌風草：自年幼以來就渴望見到的物種。一陣輕風拂過草地，凌風草的花莖隨風輕輕顫動，彷彿在纖細的莖上跳舞，如同微小的蜜蜂木偶在空中翩翩起舞。

在草本植物中間，有一些小型的山楂樹零星生長。它們的存在似乎改變了土壤特性，因為在根部周圍的植物不盡相同，帶有一絲林地而非開放乾草草地的氣息：紅色剪秋羅、歐洲五舌草、僅剩一兩朵花的勿忘草，以及刺狀小種子的歐亞路邊青。我走近一棵山楂樹，想仔細看看棲地與另一種棲地交會的地方，就在眼前，我看見了一株蘭花。這是一株纖細的淡粉色蘭花。相當嬌小，僅約 10 公分高，但絕美非凡。大多數英國蘭花的花序都是如此：幾朵小花聚集在一株莖上。這株蘭花的每朵小花形狀像半邊蓮，擁有五片花瓣，上面錯綜著深櫻桃紅的斑點與線條。花朵聚集在莖頂，形成一個微小的花朵製圓錐帳篷。最頂端的花仍緊緊包裹在花苞中，而底部的花則已完全綻放。我心想，附近會不會還有更多這樣的蘭花，於是掃視著我身邊幾公尺的範圍。

這些是紫斑掌裂蘭，是英國最常見的蘭花物種之一。在凌風草和小黃鼻花之間，還生長著三、四株蘭花。每一種野生蘭花都與特定物種的真菌形成共生關係，沒有這種真菌，它們無法萌芽。土壤的酸鹼值、土壤結構的鬆散程度、微生物組成，以及周圍棲地的微氣候都必須恰到好處，才能讓這些生物共同繁茂生長。這種蘭花植株小巧而低調，很容易被忽略，但它的存在就表示，玫瑰盡頭草生地的這片土地與英國許多由雜糧作物覆蓋的貧瘠農田完全不同。這裡不僅植物生命豐富，在土壤之下，微生物和真菌也彼此交互作用，並與植物共生。這些關係構成了一個複雜交織的網絡，支撐著這片草地，使其得以存在。想到過去我們的國家大部分土地都曾如此富饒多樣，這讓人不禁感慨。對於這片未受污染的土壤及其豐茂的花草之美，我心中充滿敬畏，同時也帶著對一個更為野性的英倫渴望：那是幾百年前的英國，在工業化集約農業吞噬我們的草原之前，在這片土地成為工廠之前的模樣。

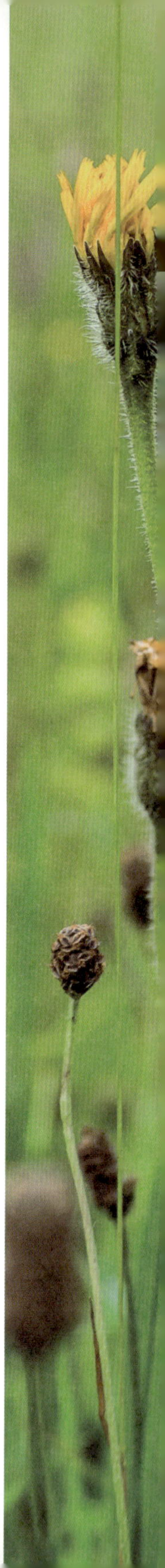

德比郡玫瑰盡頭草生地自然保留區的紫斑掌裂蘭 〉

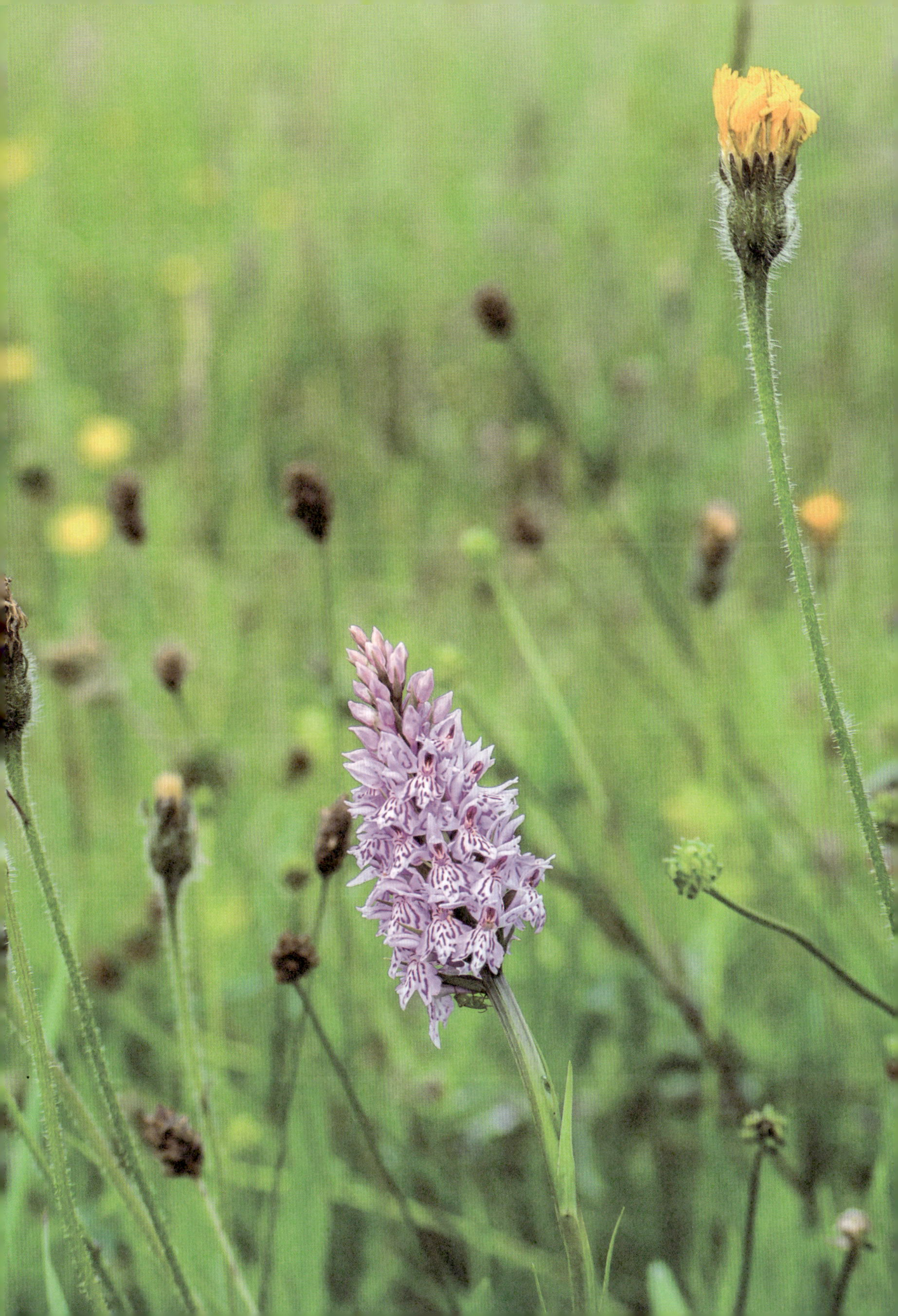

我自去年秋天以來便在村裡的樹林中尋找蜂蘭的葉子。它們稍顯細長，在一片野胡蘿蔔、天藍苜蓿、栓皮槭的樹苗、白花三葉草和一些禾草等植物雜亂叢生之中，乍一看很容易被誤認為狹葉車前草的葉子。我知道它們生長在這片樹林裡，因為自從我們 2003 年搬到這裡以來，幾乎每年都能見到它們。然而，它們出現的位置每次都略有不同。這可能是因為每株蜂蘭並非每年都開花，而是有新的植株萌發，給人一種小型族群在樹林間游移的印象。曾經有一、兩株蜂蘭生長在樹林內的小徑旁，一條位於主路左側的細長主要小徑邊。然而，這片樹林近年來變得過於茂密。蘭花偏愛直射或斑駁的陽光，無法在光線不足的環境中生長，因此過去兩年我未能在這個區域找到任何蜂蘭。還有另一個地方，在樹林的邊緣，靠近我曾在矢車菊的花萼中找到瓢蟲冬眠的地方。這裡的草叢間有時會出現一、兩株蜂蘭，沿著小徑的邊緣生長。但我並非每次都能找到，而且我擔心它們可能在小徑除草時被砍斷。

我和小女兒決定一起去「狩獵」蘭花。我們首先走到草地邊緣，靠近那片覆滿地衣的山楂樹叢，那裡去年我曾發現幾株蜂蘭的花穗。我們找到了含苞待放的野胡蘿蔔、一片片的白花三葉草和纏繞的普通野豌豆，但卻沒有看到蘭花。我們沿著圍繞樹林的小徑搜尋，結果還是徒勞無功。小女兒帶來了一個小網，這是我們去岩池抓蝦和蟹時常用的網子。

到了夏天，她會嘗試用來抓蝴蝶。於是，我們暫時忘了蘭花，轉而尋找我們的飛行獵物：草地莽眼蝶、普藍眼灰蝶、潘非珍眼蝶、帕眼蝶和歐洲白粉蝶。她輕輕用網子捕捉，好能近距離觀察。當她仔細看過牠們的顏色和翅膀上的圖案，記住並能辨識後，就會放牠們自由。説實話，她其實只抓到了一兩隻，因為怕弄壞牠們的翅膀。不過，這是我們都熱愛的活動，我們沉浸在其中，不知不覺就忘了時間流逝。

盛夏時節，太陽炙熱的照在我們的背上，我開始渴望來一杯冰涼的飲料，於是朝家的方向走去。突然間，在小徑旁的一片野胡蘿蔔叢中：正是我去年十二月看到銀喉長尾山雀群聚的地方，發現了一株正在開花的蜂蘭。在這裡，我從未見過它們的蹤影。我向女兒解釋了這種令人驚嘆的花形最初是如何演化而來，吸引真正的蜂（尤其是長鬚蜂屬的獨居蜂）試圖與花朵配對，從而將花粉從一個植株傳到另一個植株。除了一些地中海的族群之外，如今蜂蘭主要依賴自花授粉 來繁殖。女兒聽得入迷，蹲下來仔細觀察這朵花，凝視了許久。

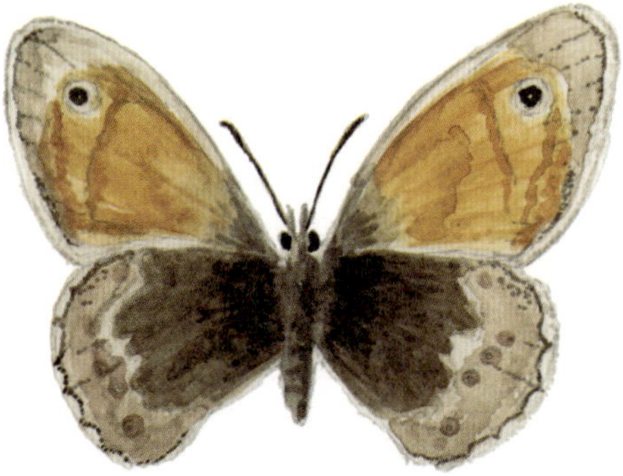

潘非珍眼蝶

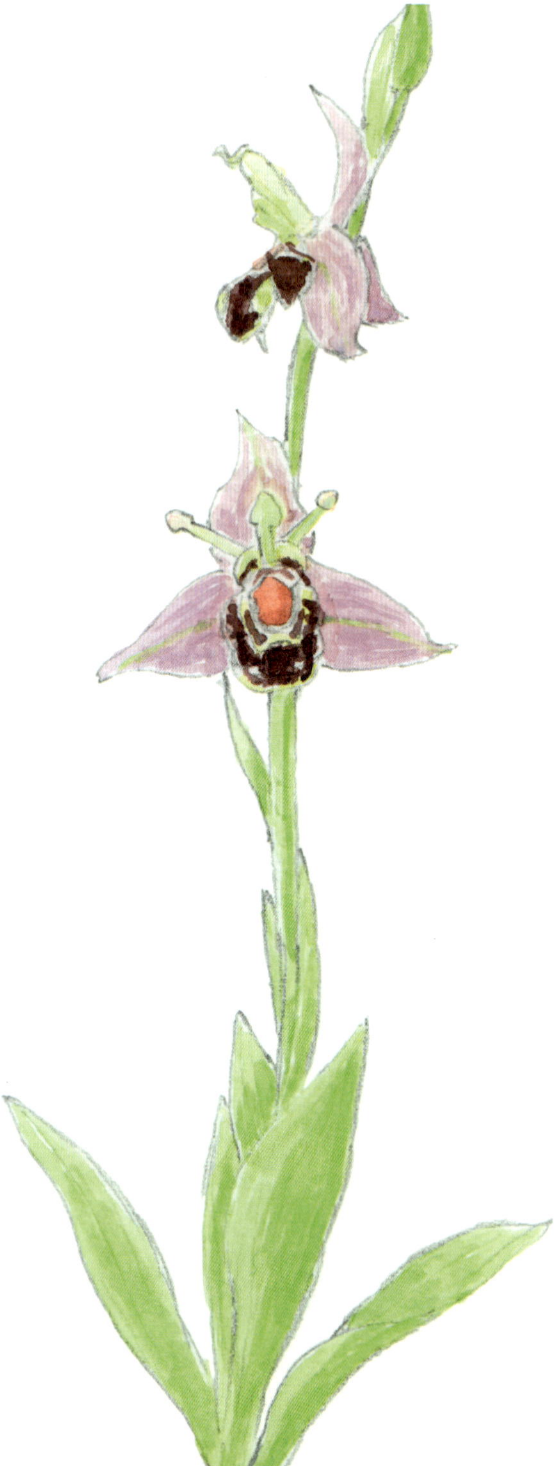

蜂蘭

「『蘭花上那隻蜂的翅膀是粉紅色的！』她驚呼，

『我好想看到一隻有粉紅色翅膀的蜜蜂。』

『我也想，』我回應道，然後我們繼續往家裡走去。路上，我們停下來一兩次，試圖抓住一隻正在小徑上曬太陽的蕁麻蛺蝶。」

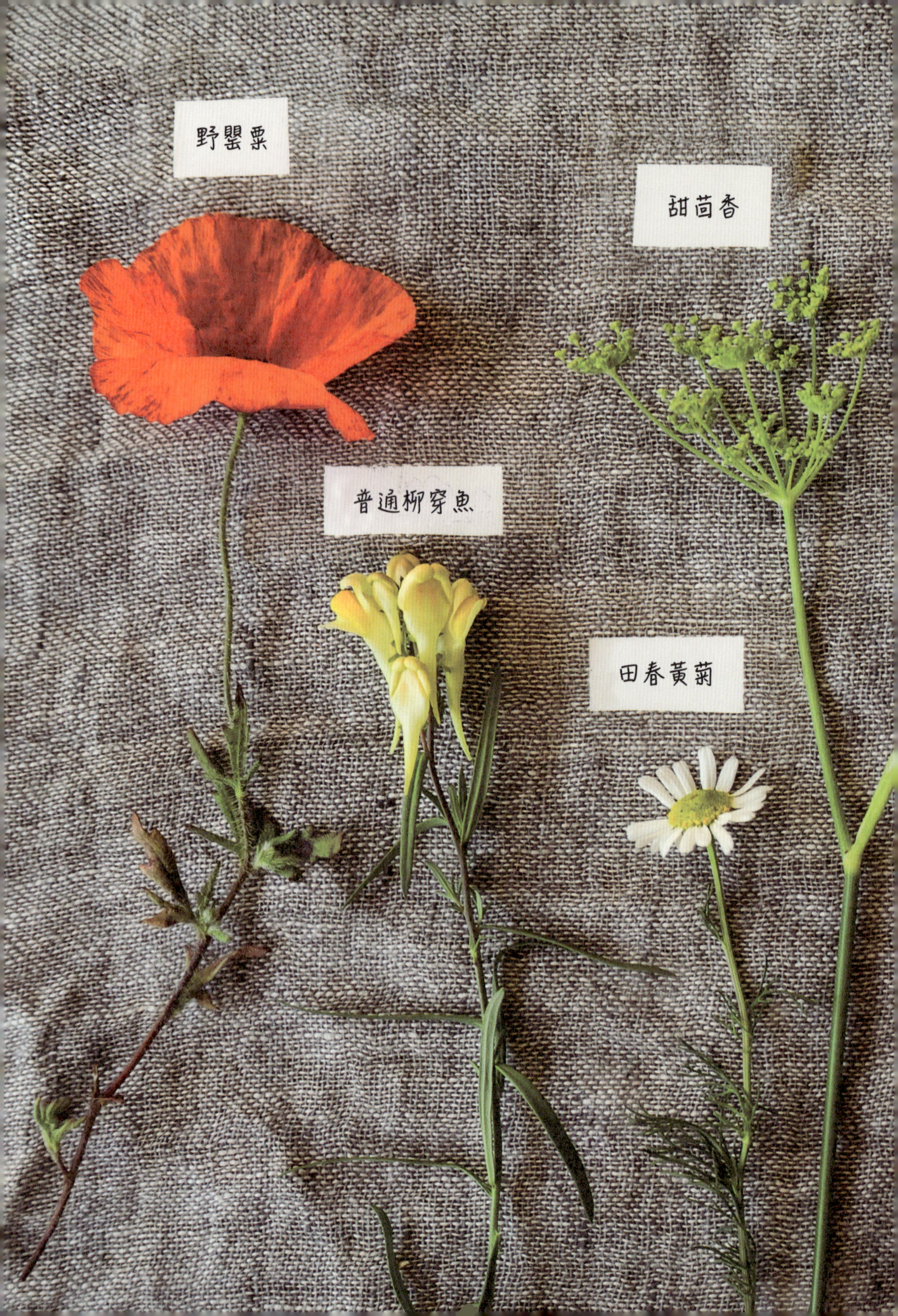
野罌粟
甜茴香
普通柳穿魚
田春黃菊

7月

野蘿蔔花開、梅斑蛾登台

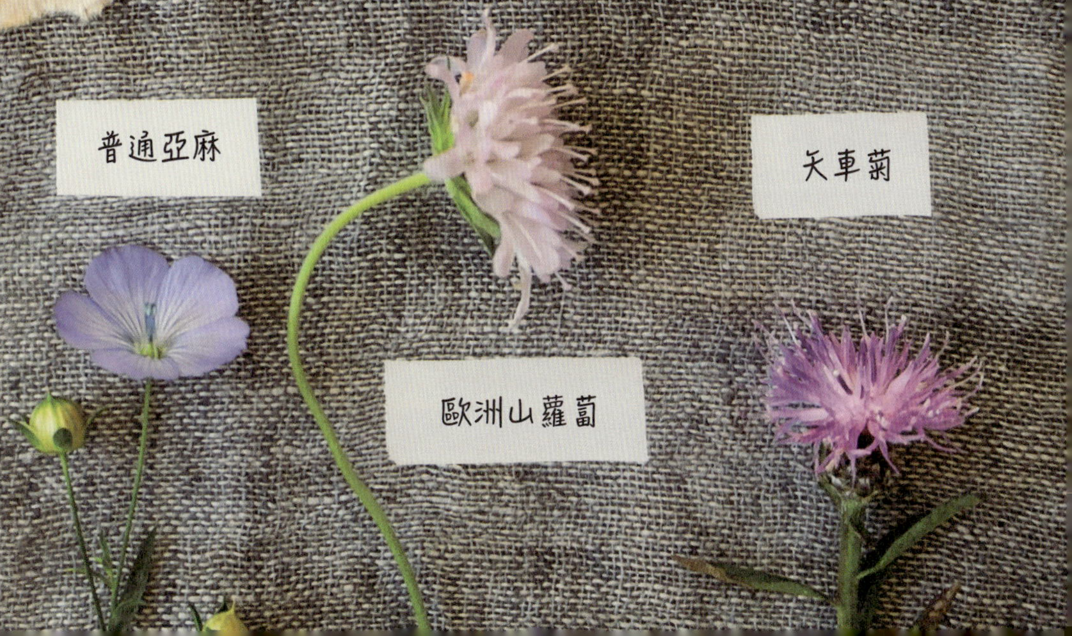

由於三月和四月受到憂鬱症的病情影響，我的社交自信似乎已經減弱許多。我甚至出現想要避開親密朋友的衝動，比一年前更加強烈。我意識到自己已經有些半隱居的傾向。這是憂鬱症的常見影響之一，並且往往以一種緩慢滲透、不易察覺的方式表現出來。如果「黑狗」潛伏在我的腦海中，那些伴隨而來自我貶低的想法，會讓我覺得走出家門與人交談變得困難重重。憂鬱症會讓我相信自己沒什麼有趣的話題可說，認為外出毫無意義，並且最好別打算和朋友見面。這是另一種形式的失樂症。憂鬱症剝奪一個人各個方面享受生活的能力，當它影響到社交互動時，結果就是孤立無援。這進一步侵蝕了社交自信：這是一個難以打破的惡性循環，加強了這種疾病對心智的控制。我對自己找藉口，說我有工作要做、有插圖需要完成，沒有時間見朋友，但如果誠實面對，我知道剝奪自己享受美好陪伴和歡笑的機會，是春季那段經歷留下的餘波。

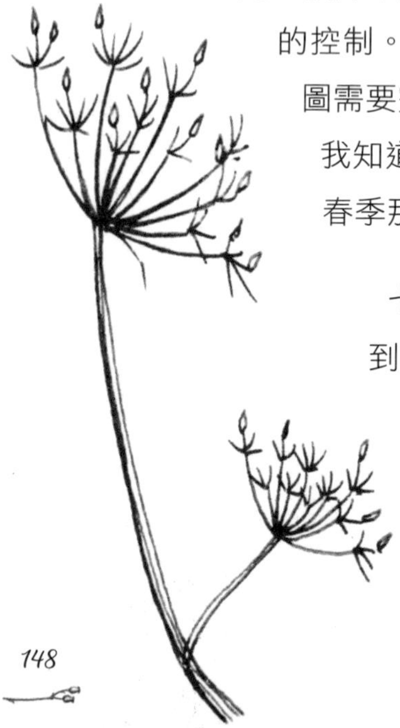

七月起，炙熱的高溫襲來，戶外幾乎讓人感到不適，我散步的次數也因此減少了。這是近幾年來七月初陽光最為耀眼的一次。但是對某些人來說，僅僅是透過窗戶看到晴空萬里，就能讓心情有所改善。而

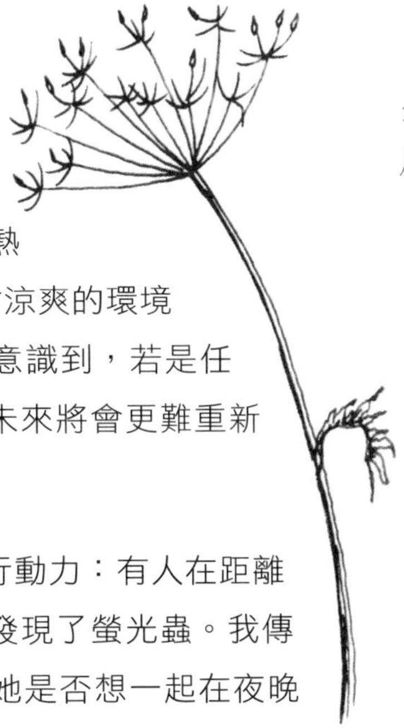

陽光真正的提振效果，只有在直接照射到視網膜或皮膚時才能感受到。我像是冬季一樣，躲在室內遠離這場熱浪。長期自我隔離，加上待在屋內相對涼爽的環境的衝動，讓我感到與世界的脫節。我意識到，若是任由這種隱居般的衝動繼續掌控生活，未來將會更難重新啟動社交活動。

有一則推特上的貼文激發了我的行動力：有人在距離我們村莊只有幾英里的威肯沼澤區，發現了螢光蟲。我傳訊息給我的朋友兼生物學家瑞秋，問她是否想一起在夜晚尋找那些在樹籬中閃爍的微光。螢光蟲是一種甲蟲，繁殖季時，雌蟲會用一種生物光酵素「螢光素酶」來點亮腹部，發出綠色的光。雄蟲會循著微弱的光，飛來尋找雌蟲，這是一場小而迷人的甲蟲燈光秀。我曾在托斯卡尼看過螢光蟲，但從未見過英國的螢光蟲。瑞秋和我各帶了一個女兒，踏上了穿越沼澤區的探索之旅。

夜幕低垂，我們踏上通往威肯濕地保護區的小木橋。這趟旅程已經開始帶著某種探險的氣氛，我感到愉悅且如釋重負。幾個星期以來，我遠離了人群與大自然，而那種自我剝奪帶來的負面影響，此刻正逐漸消散。幾乎踏入濕地不久，我們便注意到像香腸般長的蜻蜓沿著寬闊、經修剪的小徑盤繞，在我們的頭頂上飛舞。光線已經很暗，但這些蜻蜓很可能是英國體型最大型的物種：藍晏蜓。還有飛蛾與牠們一同飛舞，我看到有隻蜻蜓開始追逐其中一隻飛蛾。那飛蛾似乎察覺到這位敏捷的空中刺客，迅速俯衝進蘆葦叢中，以避開掠食者。我已經著迷於這片土地，而我們才剛離開遊客中心幾公尺遠。目光掃過地面，尋找那綠色光點的蹤跡。

我們來到蘆葦之間、雜草重生的交錯小徑，接著向左轉。就在此時，遠處的樹叢間發出一陣嗡嗡聲：微弱卻清晰，讓我聯想到縫紉機或高音電鑽的聲音。我興奮的意識到，這可能是歐亞夜鷹的鳴叫聲。牠們在求偶時會發出這種「咕咕」聲，而此時正是鄰近布雷克蘭地區歐亞夜鷹鳴叫的季節。歐亞夜鷹是種令人著迷的鳥類：牠們在地面築巢，羽毛上有著精緻的條紋與斑點，與樹皮和地衣的相似度令人驚嘆；當牠們白天棲息於樹枝上時，幾乎能完全隱身。牠們有一張寬大的粉紅鳥嘴，臉部帶有如蟾蜍般的特徵，並在黃昏時展現迷人的求偶舞蹈，如巨大的飛蛾般，在六月和七月的荒地及林地空地間翩翩起舞，同時以機械般的振動聲互相呼應。有些生物，例如野兔與鼠婦，因為牠們的特別的外貌或行為吸引了人類的想像，從而獲得充滿愛意的暱稱。歐亞夜鷹正屬於此類。英國皇家鳥類保護學會收錄了歐亞夜鷹的34 個地方性名稱，包括「飛蛾鷹（moth hawk）」、「夜之燕（night swallow）」、「磨刀機（razor grinder）」和「飛行蟾蜍（flying toad）」。夜鷹（nightjar）這個詞可能源自「夜晚的咕聲」（night chur），用以描述牠那獨特的鳴叫聲。我查了一下，最近威肯地區並沒有歐亞夜鷹的目擊紀錄，但我在特特福德森林曾聽過牠們的聲音，而這聲音與那時的聲音完全一致，令我感到疑惑不解。

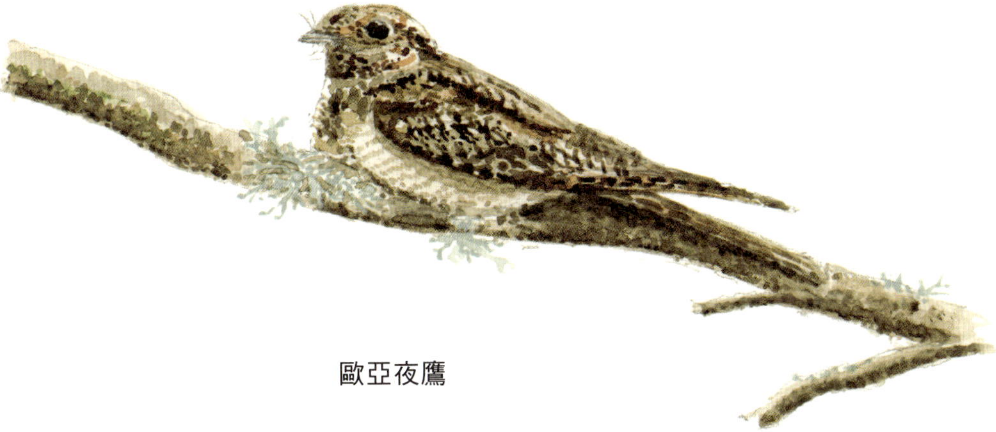

歐亞夜鷹

我們沒有預料到蚊子的威脅。瑞秋非常明智的提前在身上噴滿了防蚊液，而我則穿著背心、牛仔褲和涼鞋，完全沒有防範意識。耳邊不時響起尖細、高頻且持續不斷的嗡嗡聲，我感到肩膀、背部和腳上都有一種不祥的發癢感覺。看來我們成了一頓行走的美餐。天色已經非常昏暗，幾乎看不見蚊子，但很容易想像牠們成群結隊包圍著我們。雖然我的皮膚開始發癢，幾乎讓我不寒而慄，但我仍然保持冷靜，下定決心一定要找到螢光蟲。我們決定遠離主要濕地區域，嘗試沿著沼澤邊緣的一條小徑繼續搜尋。

在我們沿著小徑前行時，天空中出現了一個明亮的光點。我用手機的星空觀測應用程式確認：那是木星。我們駐足片刻凝視著它，突然有兩隻鳥飛過。牠們的剪影形狀吸引了我的注意，讓我仔細觀察了一下。牠們的脖子和腿幾乎長得難以置信。是野雁嗎？還是天鵝？不，不對，牠們的雙腿比身體還長。我上網一查，發現最近一星期內在威肯沼澤區確實有歐洲白鸛的目擊紀錄。歐洲白鸛！我一直以為牠們是築巢在遠方煙囪上的異國鳥類，修長的腿讓牠們顯得遙不可及。英國鳥類信託組織估計，全英國只有十對歐洲白鸛繁殖。我感到震撼。在黃昏時分意外目睹這種罕見鳥類，對於我最近的隱居生活來說無疑是個大驚喜。那些禁錮自己在室內的日子，以及因孤獨自我強加的隔絕，似乎被這一瞬間所沖淡。我身處於美麗的地方，身邊是親密的好友，周圍充滿了野生動物的生命氣息。

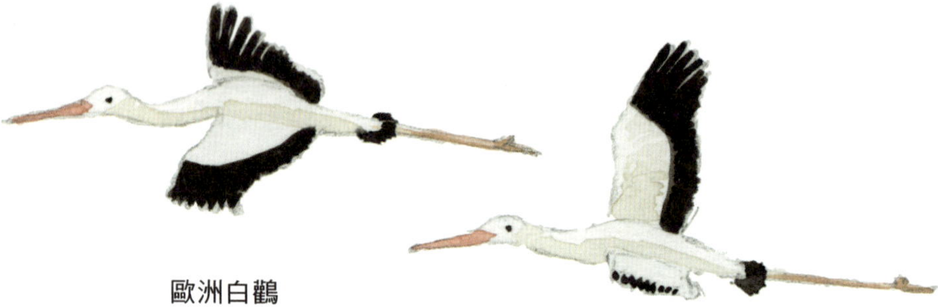

歐洲白鸛

瑞秋、我們的女兒和我一起往停車場走去。我們沒有看到螢光蟲，而蚊子卻大快朵頤一番，讓我們付出了代價。不過，當我們進入停車場時，我看到一隻 [縱紋腹小鴞飛向樹籬中的一棵橡樹，這又是一個令人欣喜的畫面。牠開始發出一種沙啞的、半心半意的哨聲，就在此時，一名男子帶著望遠鏡走進停車場。我問他今晚看到了什麼，並且詢問是否有發現螢光蟲。他說沒有，但他一直在觀察整個 [縱紋腹小鴞家庭，在保護區另一側的小路上靠近一堆圍欄柱覓食。我們聆聽著那隻棲息在橡樹上的縱紋腹小鴞發出的鳴叫聲，我又提起我們在沼澤上聽到的嗡嗡聲。他告訴我們，最近幾星期有許多份在威肯沼澤區目擊歐亞夜鷹的鳥類觀察紀錄。

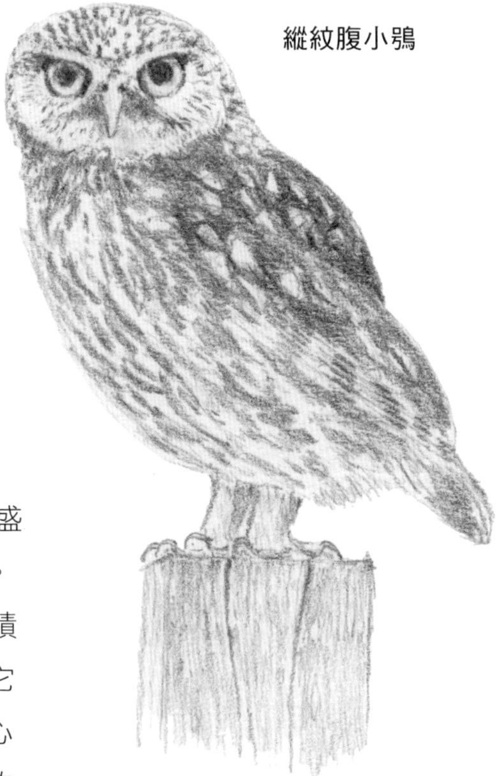
縱紋腹小鴞

我們在這裡只待了大約半小時，因為蚊子的侵擾讓我們不得不回到車子裡。然而，在這短短的時間裡，我們已經遇見了歐洲白鸛、藍晏蜓、縱紋腹小鴞及歐亞夜鷹，這已經是一份令人印象深刻的紀錄清單了。我的心情有所改變。這次簡短的夜間冒險讓我意識到，即便是在盛夏，我的情緒竟已滑得如此低落。我責備自己疏於防範：我停止了積極抵抗低沉情緒這條灰色蛞蝓，它趁我轉身之際又悄悄爬回了我的心境。我下定決心要重新開始每天的散步。我需要大量的自然沉浸時間和朋友相處的時光，而且我需要立刻採取行動。

隔天，天氣炎熱到無法忍受，戶外的石板和碎石燒得打赤腳根本站不住。我和瑞秋一起吃午餐時，她告訴我，她的醉魚草的花上，有不少蝴蝶造訪。從她陰涼的廚房走到庭院，就像一頭栽進火爐一樣，但她有五棵正盛開的醉魚草，我決定親眼看看那些蝴蝶。剛進到花園不久，我立刻看見三隻歐洲孔雀蛺蝶，和四、五隻歐洲白粉蝶正在吸食紫色和白色的花序。一隻優紅蛺蝶飛了進來，我站在那兒，看著這個繁忙的昆蟲咖啡廳。很快的，酷熱讓我實在受不了，我向廚房門口走去。就在這時，我看見另一隻大型蝴蝶，它的翅膀合攏著，停在其中一束醉魚草頂端的花朵上吸蜜。它翅膀下側的顏色和圖案喚起了我某種記憶。我意識到這可能是我兩年來未曾見過、一直渴望看到的物種。我對著那隻蝴蝶輕聲說話，催促牠展開翅膀。瑞秋問我在和誰說話，我有些尷尬的承認我在跟昆蟲對話。那隻蝴蝶終於展開了翅膀，我看到翅膀的上側：乍看像是隻優紅蛺蝶，但又有些不同，彷彿就像顏色飽和度被調低了。不是紅、黑、白，而是橙、銹、白。我差點跳起來：這是隻小紅蛺蝶！

這隻昆蟲從摩洛哥經過西班牙，最終抵達位於東英格蘭，瑞秋家的醉魚草的花上，完成了一段長達 4,500 英里的旅程。這趟旅程的目的，是為了躲避它的天敵：一種專門尋找小紅蛺蝶的幼蟲，並注入卵的小型寄生蜂。我是在一部關於小紅蛺蝶的英國廣播公司紀錄片中得知這段令人驚嘆的遷徙，自此對這個物種充滿了興趣。牠從醉魚草的花上飛起來，越過小屋的屋頂飛走了。我真想追隨牠的腳步，見證牠生命中的下一個階段。這是一隻新鮮的標本，翅膀上的圖案清晰而鮮明，看起來似乎已準備好交配。小紅蛺蝶會在英國的夏季尾聲繁殖，牠們的後代到了秋天將再度啟程，飛回摩洛哥。

持續乾燥的天氣，似乎使全英國的蝴蝶和蜜蜂數量顯著增加。我從未在我們的花園、未修剪的路邊草地、以及森林中看到如此多的昆蟲。過去五年來，新煙鹼類農藥（這是一類會對蜜蜂繁殖產生不良影響的殺蟲劑）的使用量減少，

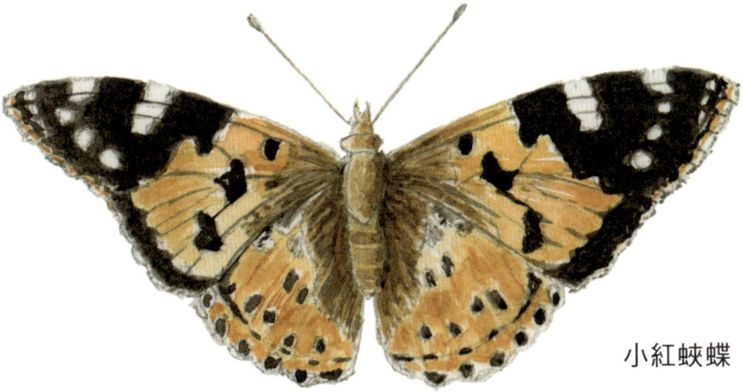

小紅蛺蝶

我不禁猜想這是否對昆蟲數量的增加有所幫助。雖然我的觀察範圍非常有限，但許多人和博物學家在推特上也分享了類似的見解。一個相當「毛骨悚然」的證據來自最近幾星期，在車輛擋風玻璃上發現的昆蟲屍體數量明顯增多，尤其是在高速公路行駛之後。不禁讓人好奇，這是否表示著授粉昆蟲的數量正在回升？如果是的話，是否僅僅是因為這一季特別乾燥的天氣所致？七月將舉行一項名為「大型蝶類普查」（The Big Butterfly Count）的公民科學計畫。我迫不及待的想知道結果，但仍需等待幾個月，讓統計資料得以好好整理，並由熱心的志工完成重要的蝴蝶紀錄數學統計分析。

英國僅剩下百分之三的天然草生地仍然存在。大多數已被鏟平，轉變為集約化農田，摧毀了我在六月於玫瑰盡頭草生地自然保留區，見證極其複雜的生態系和龐大的植物多樣性。然而，英國的地景中，仍有個地方可以讓茂盛的植群延續，讓野生動物得以繁殖和棲息。一些路邊草生地未曾

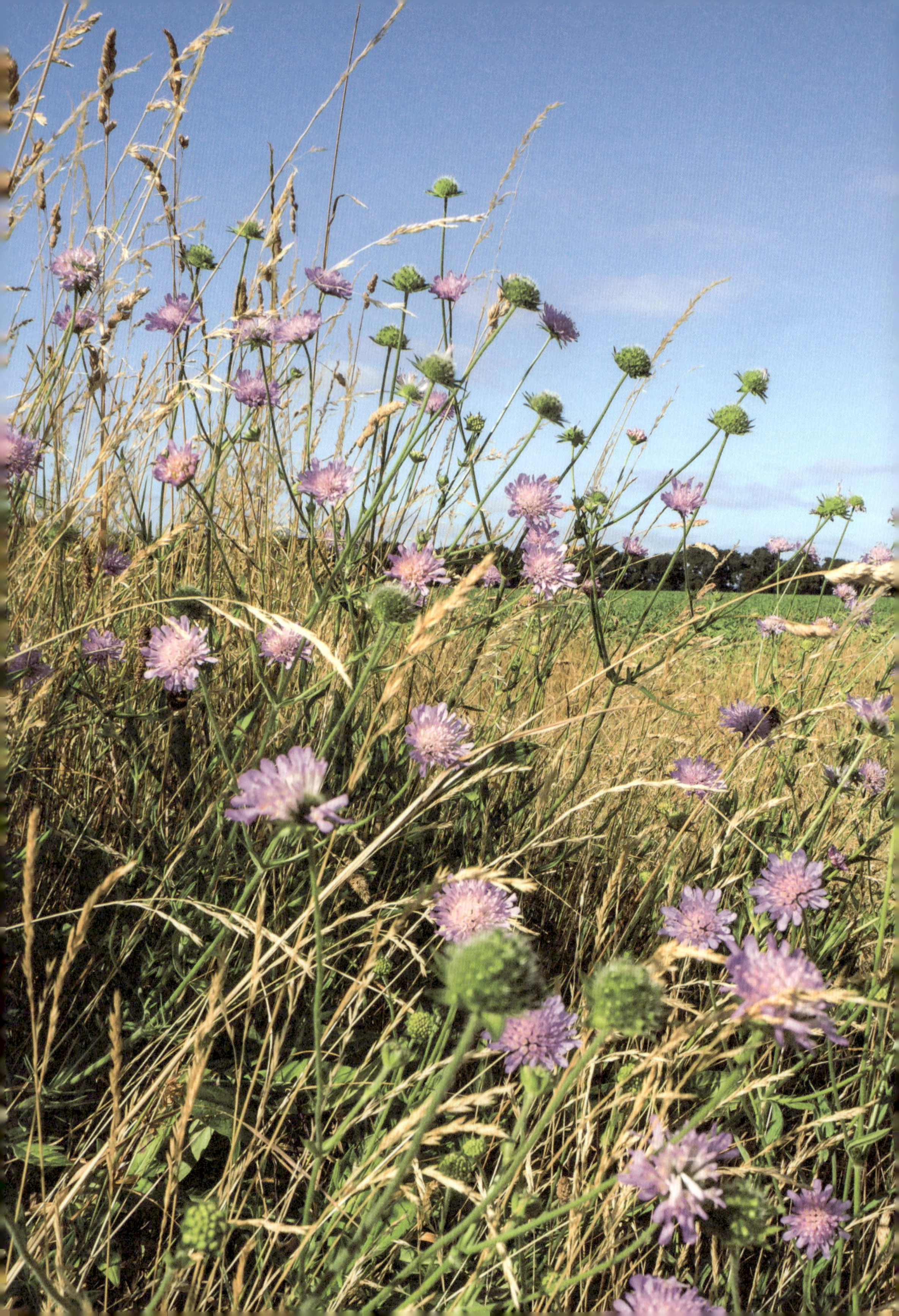

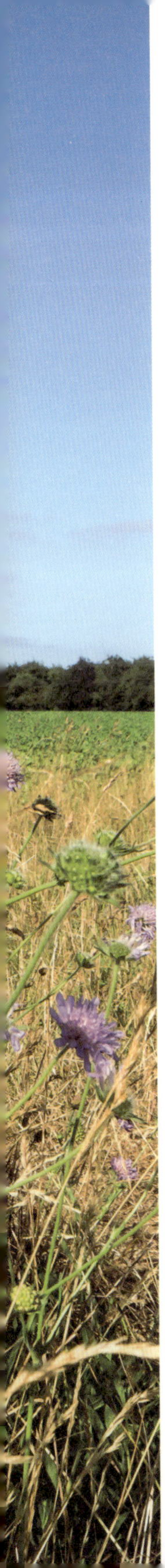

使用殺蟲劑或化學肥料，實際上成為了狹長的草生地。我曾在伊斯特本附近的路邊看到數百株紫斑掌裂蘭，也在劍橋機場的 A1303 道路旁見到叢生的蜂蘭。在 A14 高速公路邊，生長著成片的驢食草和成千上萬株的黃花九輪草。今年，在索厄姆附近的主幹道旁，野胡蘿蔔花的數量達到了空前的規模。這些路邊草地是刻意播種野花的地方，我也曾在五月於此拍攝過黃花九輪草。

今天，我將車停在索厄姆捷徑附近的入口處，沿著公路邊緣的狹長草地漫步，以便能更仔細地觀察這片花海。野胡蘿蔔，也稱為「安妮女王的蕾絲（Queen Anne’ s lace）」，是一種美麗的繖形科植物，是許多授粉昆蟲的重要食物來源。從側面看，每個扁平而複雜、如碎形圖案般的花序呈現卵形；與向日葵會朝向太陽不同，每株野胡蘿蔔的花朵以稍微不同的角度生長，讓一片花叢看起來像是一個經過放大好幾倍的夜空，布滿了細小的花卉星系。

在另一處的邊緣區，靠近斯瓦夫姆布爾貝克村，我開車經過時瞥見一片細緻的淡紫色霧靄。歐洲山蘿蔔，距離以時速六十英里疾馳而過的車輛，只有約三十公分，讓我拿相機拍攝時有些困難。然而，當我靠近這片野花海時，它的美景令人屏息。蜜蜂和食蚜蠅造訪歐洲山蘿蔔汲取花蜜，牠們的嗡嗡聲在車輛駛過的間隙中依然清晰可聞。站在這片

〈 生長於道路旁的歐洲山蘿蔔，地點位於劍橋郡的達靈厄姆

狹長的草地上，我還看到了罌粟、西洋蓍草、糙毛獅齒菊、峨參的花萼、球花藜及矢車菊：野花和草地交織成了一幅豐富的自然畫卷。

我不禁讚嘆於這片棲地，竟然藏身於繁忙的幹道與大片集約化農耕地之間。這些狹窄的「條狀草生地」如同網絡般交織，橫跨全國數千英里的土地，維繫著昆蟲、雀類、猛禽、貓頭鷹、哺乳動物，甚至爬行動物的生存，這都得益於其植物多樣性。然而，令人遺憾的是，地方議會或農民經常在未考慮這些草生地所維繫的生態系的情況下，隨意修剪路邊的植被。去年，我在劍橋機場圍欄附近僅幾公尺處，發現了三十多株與法國菊相伴的蜂蘭，但在它們結種子之前，就被工業割草機清除了。我真希望當時有通知相關部門，若能重來，我甚至願意發起靜坐示威以保護它們。我會製作橫布條大聲疾呼。

七月裡，我的推特的推薦貼文中，不斷出現蝴蝶的照片。這些拍攝於名為「費爾明森林」的照片，展示了一些我過去只在參考書中見過的蝶種，這讓我無法忽視。那裡距離我家只有一個多小時的車程，這誘惑實在讓人難以抗拒。

從我的車走到費爾明森林的遊客中心途中，似乎並不怎麼吸引人，也沒有太多可能遇見野生動物的跡象。這裡有一大片遊樂區：沙坑、鞦韆和攀爬架一應俱全，還有一整個幼兒園的孩子們正坐在草地上，一邊吃著三明治，一邊快樂地喋喋不休。這場景很溫馨，但我心想，一個如此適合孩子玩耍的地方，怎麼可能同時也是罕見野生動物的棲地呢？我錯了。往前走了幾公尺，就是一個名為「高原」的小區域，一片略高於地面的草原，需要沿著陡峭的沙質小徑爬幾公尺才能抵達。我剛踏上這片草原，就幾乎立刻被一隻昆蟲吸引住目光。牠在草叢間低飛，然後降落在一株高大的翼薊花上，另一隻同類早已在花朵上等著牠。這是一對珍珠梅斑蛾，牠們開始交配。而就在同一時間，一隻擁有黑白格紋翅膀的蝴蝶從深深的草叢中飛起，掠過我站著的草徑，朝高原的另一側飛去。這是一隻加勒白眼蝶，是一種令人驚豔的物種。我之前只在村莊森林的空地上見過一次這種蝴蝶。剛進入這片棲地的短短幾秒內，我就遇見了兩種引人注目且美麗的昆蟲，而且今年到現在，我都還未見過牠們。

我開始環顧四周，意識到這裡的植物，與玫瑰盡頭草生地自然保留區的植物截然不同，但卻同樣豐饒。草叢間隱約可見黃色花朵的歐洲龍牙草；細緻的田春黃菊，如星點般散布著，還有美麗的粉紅色矢車菊簇叢，一種我以前只在凱布爾·馬丁牧師的《簡明英國彩色植物圖誌》第五十八頁上見過的花。紫色的塊點標示出矢車菊的開花處，我在新疆千里光的莖上發現了朱砂蛾的幼蟲，牠們穿著鮮明的黃黑相間條紋，活像穿著蛾類足球隊的球衣。

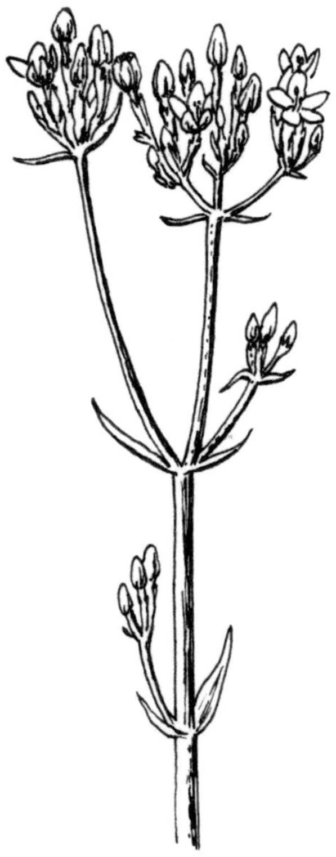

日本鬼燈檠

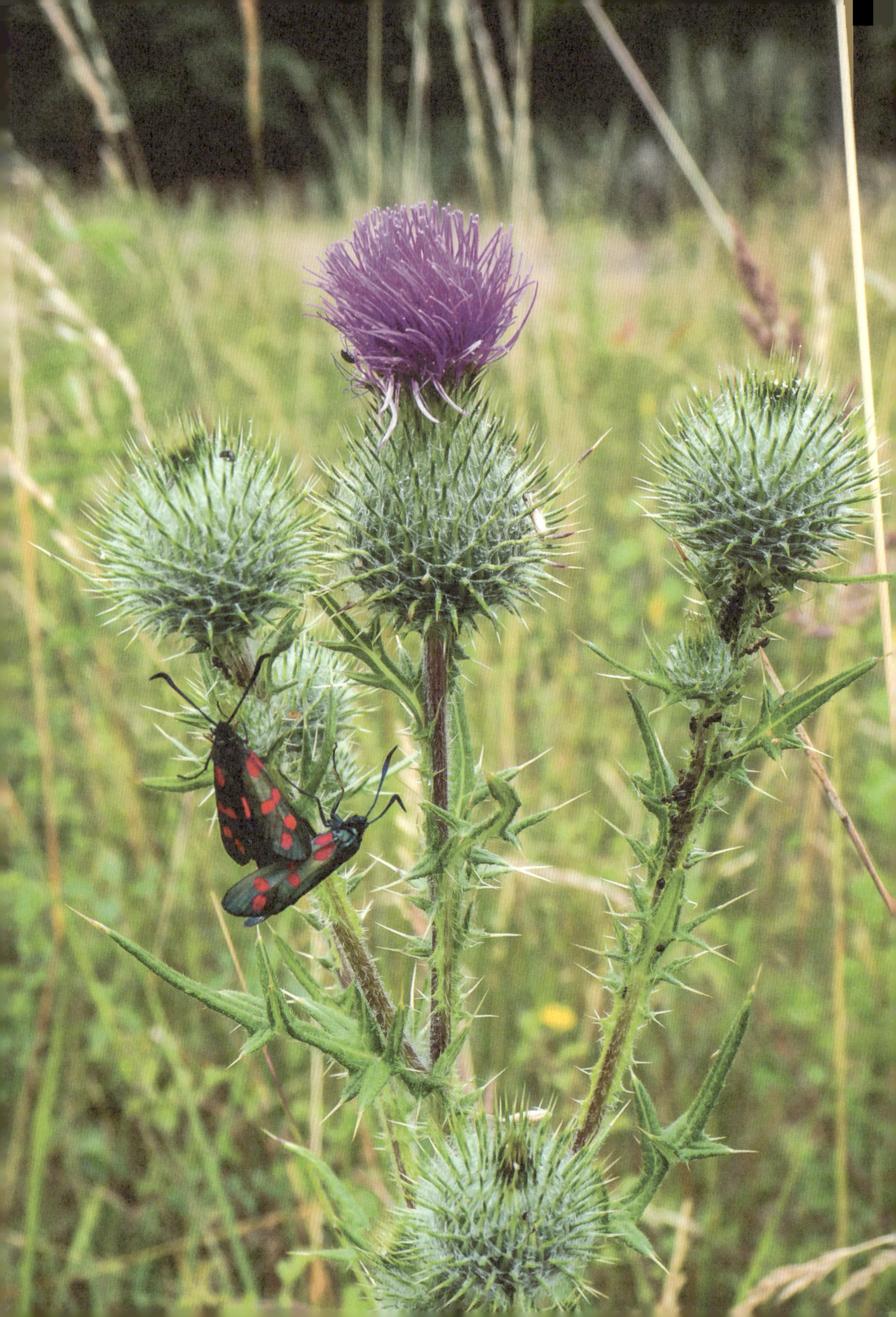

沿著小徑漫步，小徑已經在熱浪中變得乾裂。植被上方不斷閃爍著翅膀的微光：阿芬眼蝶、歐洲鏈眼蝶、草地莽眼蝶、潘非珍眼蝶、埃塞克斯豹弄蝶、歐洲豹弄蝶，還有數量驚人的朱砂蛾，牠們空空的蛹殼留在草莖上，像一個個標點符號。我曾經翻閱《蝶與蛾圖鑑》時，對這些物種充滿渴望，而現在，童年夢想中的物種全都在我眼前，彷彿一場不真實的幻覺。我的心情因這片土地而好轉，所有其他的思緒都變成了耳語，我的眼睛貪婪的吸收著每一個新物種的存在，以及牠們匯聚在這片幾百平方公尺的土地上，形成令人陶醉的混合。此刻我感到，這完全可以稱為「荒野浴」，它和森林浴一樣有效，能驅散我所有的憂鬱。如果我能將這種感覺捕捉住，把這種與植物和野生動物共處的純粹喜悅裝進瓶子裡，那麼在我被憂鬱症壓倒、無法走出家門的日子裡就能派上用場。

四月時，我透過客廳窗戶觀賞鳥類活動，這幫助我稍微提振了情緒，但那就像為骨折的疼痛服用一片布洛芬。而此刻的費爾明森林，就像一劑強效麻醉劑。

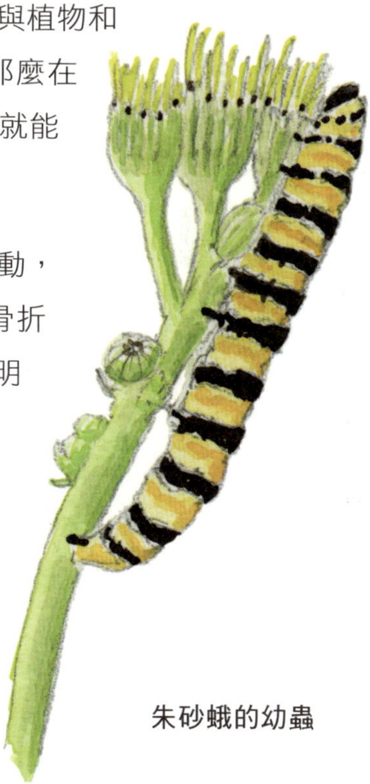

朱砂蛾的幼蟲

〈 朱砂蛾在北安普敦郡費爾明森林的一株矢車菊上交配

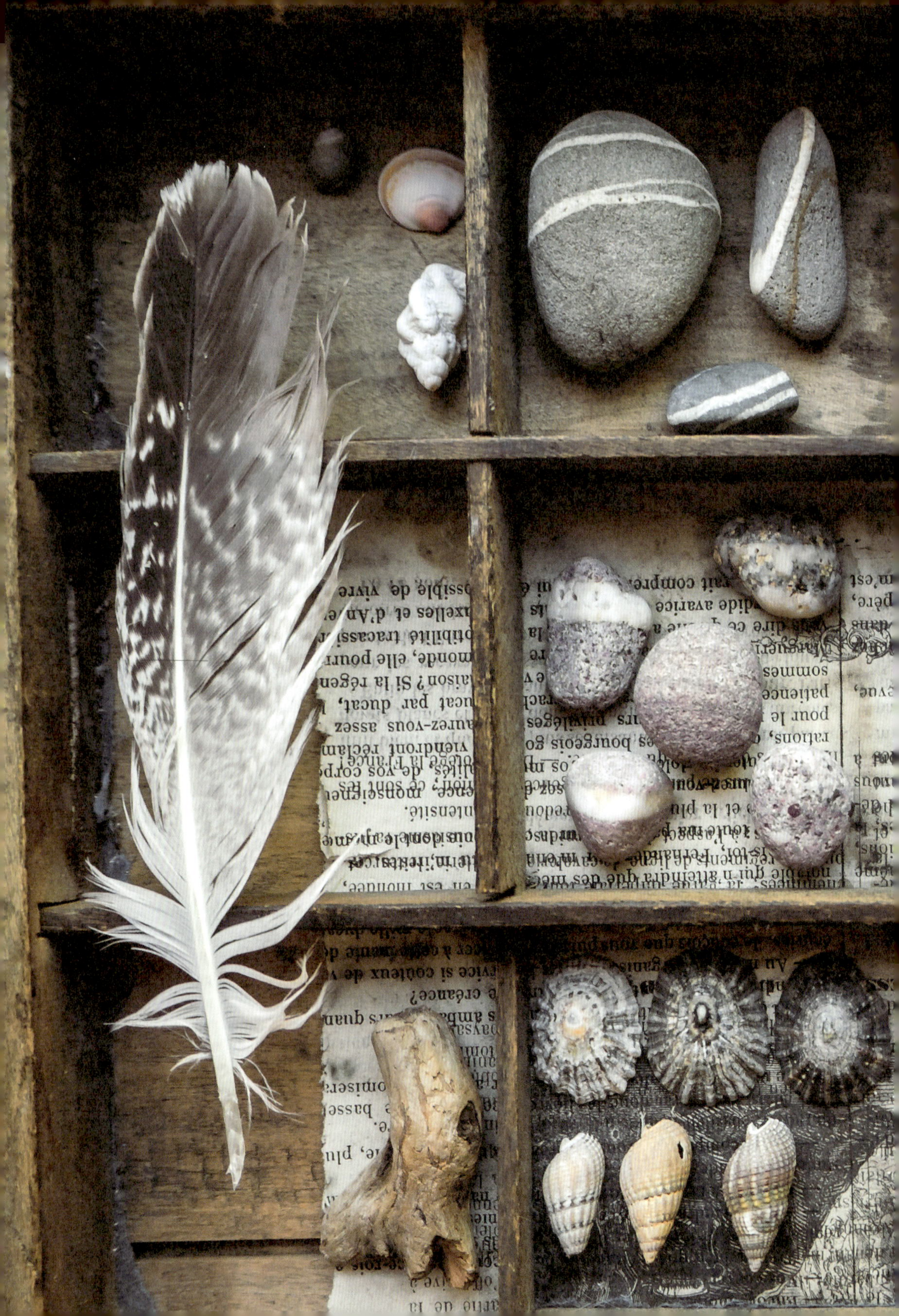

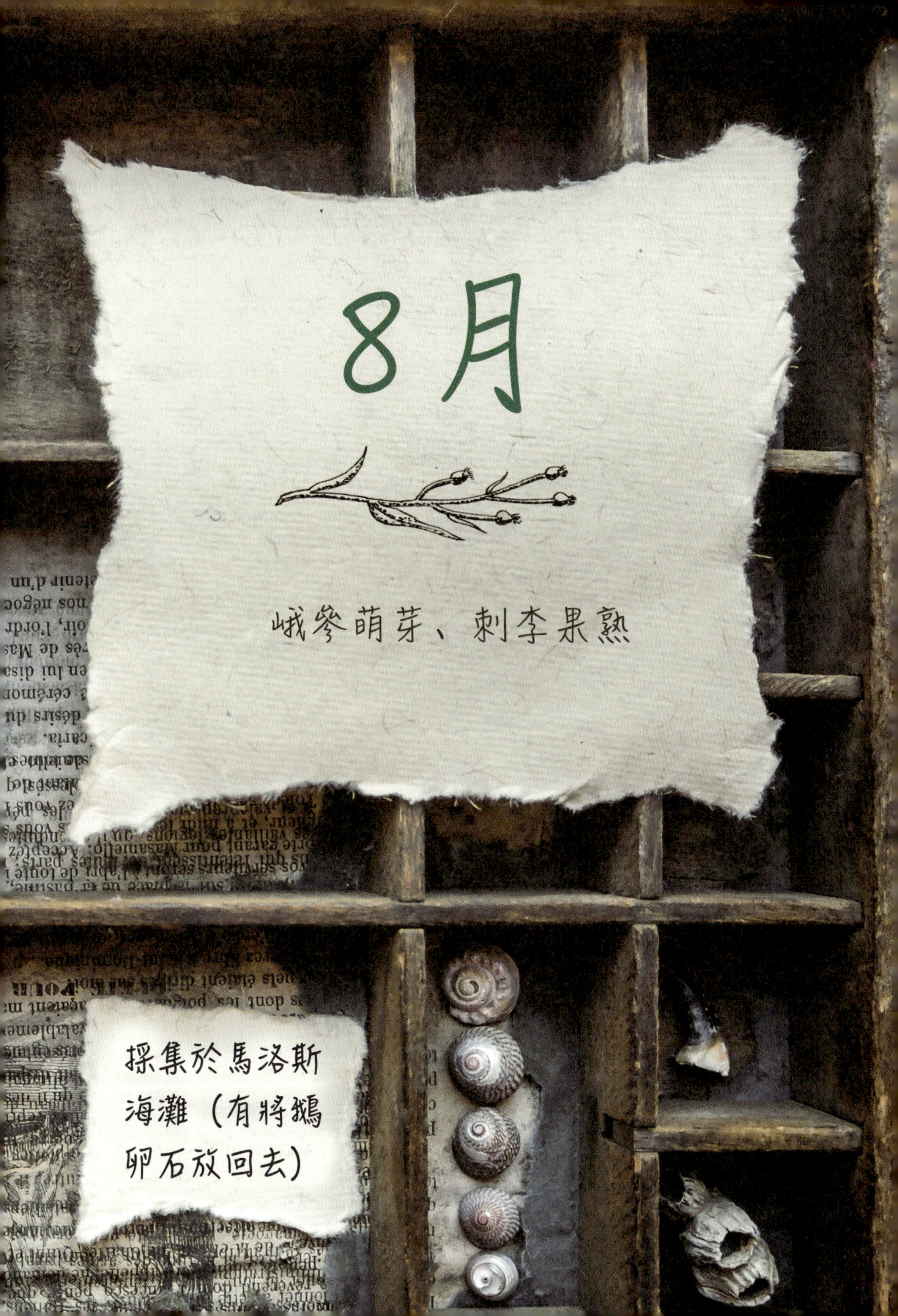

8月

峨參萌芽、刺李果熟

採集於馬洛斯海灘（有將鵝卵石放回去）

我童年時的連續八年暑假，從四歲開始，都在西威爾斯彭布羅克郡的海岸度過。從利物浦到那裡的旅程超過六個小時，對我來說，那似乎是地球上最遙遠的地方之一。在威爾斯海岸兩個星期的假期，是家人快樂的放鬆時光，因此對我來說無比珍貴。在我眼中，彭布羅克郡是充滿奇蹟的仙境，一切都美好。我們可以熬夜，甚至在晚餐後去海灘。我還記得那裡的商店營業到黃昏，竟然可以在晚上買東西！對我來說，這簡直太異國情調了：彷彿只有西班牙或美國才會發生這樣的事情。晚間探險後，從海邊回到我們投宿的民宿，這段車程是這些假期中最美好的部分之一。從車窗望出去，我們能看到野生動物：蝙蝠、兔子、成群的飛蛾、貓頭鷹，有一次甚至看到一隻獾，牠們都在夜間忙碌著。我不確定其他家人是否注意到這些野生動物，但我總是盡量坐直，伸長脖子，試圖在夜晚的世界裡捕捉到牠們的身影。這些第一次在威爾斯看到夜行性動物的經歷深深吸引著我，對我而言，黑暗也不再那麼可怕。即使到了現在，如果我失眠了，我會想到我們小屋後的那片林地，夜晚彷彿成了一座熱鬧繁忙的森林城市，而這個念頭令我感到十分安慰。貓頭鷹的鳴叫聲甚至能幫助我驅散最強烈的不安，那種在凌晨三點突然湧現的、令人神經緊繃的焦慮，都會在這聲音中平靜下來。

彭布羅克郡海岸附近的海域，因為墨西哥灣暖流而升溫，所以這片英國海岸線擁有全國數一數二的岩岸生物多樣性。一九九一年，我參加了一次前往米爾福德港附近聖安角戴爾堡的學院野外實習之旅，我們發現的物種之多，令人嘆為觀止：有棕色的大型海蛞蝓，稱為海兔，還有橙色的小海綿、脆弱的海星，甚至還發現了一條管狀海龍（牠是海馬的近親，擁有細長的身體），牠躲藏在潮池的海藻下，活像一條活生生的鞋帶。小時候，我對海洋野生動植物瞭解不多，但我知道可以在潮池中找到非常有趣的生物：那些迅速游動、橫行亂竄或螺旋緩行的小傢伙。如果小心一些，我可以用網子抓住牠們，然後放進桶子裡，觀察牠們繼續游動、橫行和緩行。七歲那年，我第一次獲准熬夜觀看 BBC1 首播的《地球生命》（Life on Earth）。我記得影片中展示了鯨魚、海豚，以及在珊瑚礁上穿梭的鮮豔魚群的水下畫面。而我在彭布羅克郡的潮池裡，發現並暫時放進海邊小水桶中的小型生物群，對我來說和電視上那些令人敬畏的海洋巨獸同樣令人著迷。

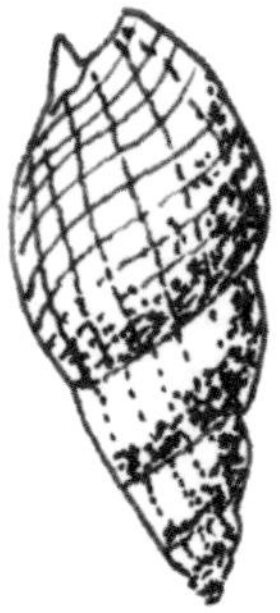

某個夏天，大概是一九七九年或一九八〇年，我找到了一塊圖案有趣的鵝卵石。上面有幾個像小火山的尖銳凸起。這塊鵝卵石的圖案與附近岩石上的紋路一致，我很喜歡它，於是把它放進了我的桶子裡。當我觀察抓到的蝦和蟹在這個小小的「潮池」裡四處游動時，突然間發現一點極其微小的動靜，那塊鵝卵石似乎閃爍了一下。我

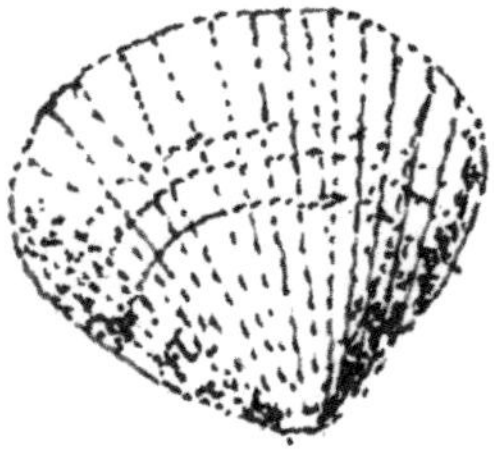

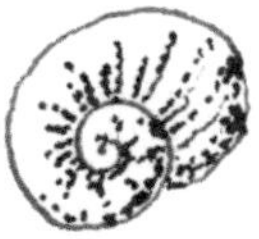

記得自己湊近仔細觀察，懷疑這是不是水波造成的錯覺。接著，我看到其中一個小型「火山口」的頂端像陷阱門一樣打開了，一簇粉紅色的觸手像迷你的小手一樣伸了出來。牠開始在水面上攪動，每次攪動後，那簇觸手就迅速縮回到「小火山」的「門」裡。在我蹲在沙灘上凝視這小小一桶海水時，我感覺彷彿《地球生命》裡的畫面真實的在我面前上演。這一幕讓我欣喜若狂，就像第一次坐遊樂園裡的旋轉飛車（Twister）。我清楚地記得當時覺得這一切是多麼的壯觀：這麼小卻這麼奇妙的事情正在我的桶子裡發生，我甚至覺得這應該上新聞才對！後來我知道這奇怪的小生物是一種普通的藤壺，牠正在捕捉桶子裡海水中的浮游生物為食，而且這種生物在彭布羅克郡岩岸上棲息的數量是數以億計。但這些知識並沒有減弱我的敬畏之情。我目睹了奇妙的生物以自然的方式活動，彷彿我不存在一樣。這是一瞥自然的場景，是一點裝在明亮塑膠水桶裡的野性。我感到無比的欣喜，並渴望看到更多。

我最幸福的時光是在彭布羅克郡度過的。童年時在那裡遇見的各種野生動物，以及每年假期中，在海灘上自由探索的難得機會，讓我一直將英國的這片土地、滿足感和令人驚嘆的大自然奇蹟聯繫在一起。

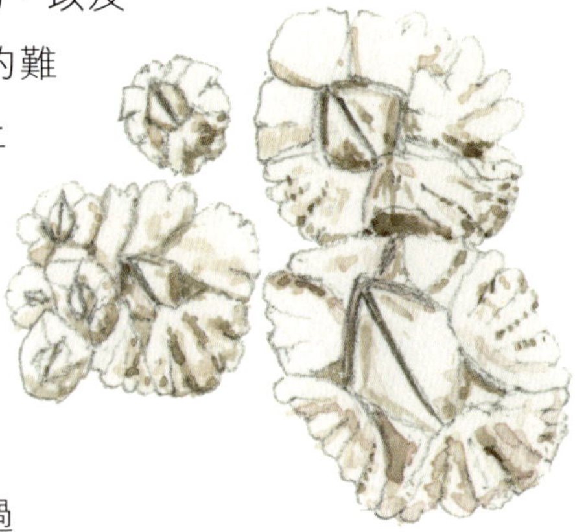

橡實藤壺

八月來臨時，我意識到自從三月在明斯米爾觀賞過歐洲椋鳥群飛的壯觀景象之後，我還沒有去過海邊。 儘管我非常喜愛我們小屋附近的薩福克和諾福克海岸線，但是對我來說，威爾斯西南部的海岸線：布羅德港、馬洛斯海灘、桑德斯富特、戴爾村、博舍斯頓，卻彷彿種無法抗拒的召喚。甚至它們的名字都充滿魅力。我渴望看到小生物在潮池中奔跑，渴望在潮痕線上尋找寶藏。我渴望在海邊、尤其是彭布羅克郡海岸感受到那種讓心靈舒緩的嘆息。從如此嚴重的憂鬱症發作中恢復是一個漫長的過程，對心靈和身體而言都是如此。自春天以來我一直感到疲憊，仍未完全恢復健康，因此我決定往西前進。

我安排好行程，確保能在日落前幾個小時抵達。我下定決心，第一個傍晚就在彭布羅克郡的某個海灘上度過。將這座由牛棚改建而成的小屋出租給我的房東，指引我前往一個我們童年假期從未造訪過的地方：威斯曼橋海灘。我朝著海岸出發，過不到幾分鐘，就注意到這片威爾斯地區許多道路旁特有的高聳樹籬，這是我對童年夏日時光的鮮明記憶之一。這個季節的樹籬間點綴著斑斕的野花：普通柳穿魚的黃花、白色的西洋蓍草、以及歐洲山蘿蔔的淡紫紅色花朵。開了大約十分鐘，路開始蜿蜒而下，通往海岸。我的期待感隨之提升。我即將踏上海灘。這讓我像個孩子一樣激動，心情像風箏般飄揚起來。我將車子停在離海灘邊緣僅一兩公尺的地方，海就在眼前。是大海。我走向沙灘，發現由平坦的粉紅色和灰色鵝卵石鋪成的地面。這些石頭被海浪打磨得圓潤光滑，也因為無數次走向海岸的雙腳步伐而壓入沙灘中。鵝卵石間零星散落著乾燥的海藻，我站在那裡，花了好幾分鐘只是低頭凝視著這些景物。

當我在海灘上時，會感受到有股貪戀之情，渴望擁有那些鵝卵石、貝殼、沙子以及住在那裡的小生物。海灘能帶來如此劇烈又令人欣喜的大腦化學變化，以至於我渴望帶走牠們的一部分回家，作為對抗未來艱難日子的護身符。這種感覺比我去年十一月在村莊的森林裡所經歷的植物貪戀更加強烈。當時，我對修飾枝頭的黑刺李果實、山楂果和鮮豔的葉子充滿了占有欲，就像我對半寶石或柔軟的紗線一樣著迷。這是沙灘採集帶來的多巴胺效應。我想擁有這些鵝卵石，將它們鋪滿我們的小屋，把它們排列成一幅拼貼，甚至縫製成一套石頭服裝，然後穿著它四處走動。我會像一隻滿身覆蓋著鵝卵石的犰狳，而我認為這將是世上最美麗的裝束。不過，我最終心滿意足地拍下一張照片。

當我朝著大海走去，雙腳從鵝卵石踏上沙灘，那放飛的情緒風箏飄得更高了。我在右側看到一片水潭，於是朝那邊走去，爬上岩石，看看能找到些什麼，就像童年時做過無數次的事情一樣。我發現的第一個小潮池比浴室的腳踏墊還要小，池底布滿了海藻。我立刻注意到深紅色的等指海葵附著在池邊微微傾斜的岩壁上，等待浮游生物漂過牠們伸展的觸手。在水線以上的地方，等指海葵收縮牠們的觸手，看起來像巨大的果凍糖果，而那層「糖霜」似乎已被海水溶解掉了。

我沒有帶水桶或捕撈網，只能像小時候那樣蹲下來，仔細觀察水池。我看到幾隻蝦在池中追逐，牠們的顏色與沙地幾乎融為一體，身上帶有細微的斑點。當牠們靜止不動時，幾乎完全隱形，我不禁讚嘆這種完美偽裝的演化歷程。池底有一顆大的鵝卵石，我小心翼翼地將它挪開。令我欣喜的是，三隻螃蟹立刻四處逃竄，驚動了蝦群，牠們慌忙躲進海藻下。最小的螃蟹，甲殼只有花生般大小，上面覆蓋著大膽的黑白斑紋，是一隻幼年的普通濱蟹，正是我小時候常在水桶世界裡尋找的那種。另一隻成年的普通濱蟹則安然落在池底，開始用腳做出划動的動作，將自己埋入沙中，只露出雙眼和口器。我將這些看似平凡的小事件存放在心中的某個抽屜裡，準備在憂鬱徘徊的日子裡打開，重溫這些片刻的歡愉。

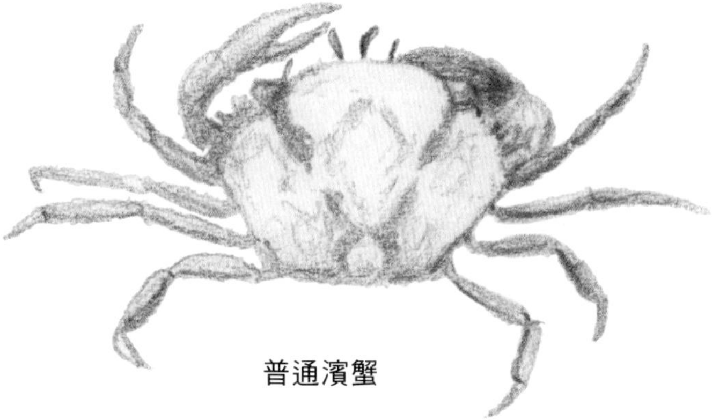

普通濱蟹

我渴望在海中涉水，於是換了個姿勢站起身，而就在這一刻，我腦中那個尋找圖案的部分突然閃過一絲靈光，因為我瞥見兩塊岩石之間的縫隙裡有什麼東西。我剛剛看到了什麼？是一些藤壺？還是一隻螺旋狀的角螺？我再次蹲下身來仔細觀察。緊貼在岩石上的，是一隻石鼈。這是一種小型的軟體動物，擁有八塊重疊的殼板，看起來就像在海邊棲息、沒有腿的潮蟲，或者像一小片鱷魚皮。我唯一一次見過石鼈，還是 27 年前在彭布羅克郡參加大學野外實習的時候，而如今再次發現牠，這種偶然與記憶交織的巧合讓人倍感愉悅。石鼈的最早化石距今已有 4 億年的歷史，因此這是屬於古老動物家族的現代成員。

我將涼鞋放在一塊岩石上，捲起牛仔褲的褲管，在淺水中漫步一段時間。人類天生被水吸引，無論淡水還是鹹水皆是如此，因為水對我們的生存極其重要，不僅提供食物和水源，還有其他更深層的益處。海洋生物學家華萊士・尼科爾斯（Wallace Nichols）認為，站在海邊眺望大海，或注視一條河流緩緩流過，能讓我們的眼睛和大腦從大量的視覺刺激中得到片刻休息。這就像是給大腦放了一場假，一種逃離現代生活繁忙與不斷干擾的心靈休憩：一種海洋冥想。當我站在那裡，任由海水圍繞著雙腳沖刷時，我確實感受到了這一點。隨著海浪的潮起和潮落，我的思緒進入平靜的停滯狀態，這種感覺與我編織或繪畫時的心境十分相似。心中的喧囂漸漸遠去，憂鬱的念頭也隨之消散。我終於明白，為什麼維多利亞時代的醫生會為那麼多患者開出「海邊處方箋」。

夕陽開始西沉，海灘上的光線變得金黃耀眼，而當我沉浸於自然之中時，常常會忘記用餐。我慢慢走回車子旁，但是在離開海灘之前，我忍不住瞥了一眼最後一個潮池。在這個潮池旁邊，有一簇粉紅色的藤壺，似乎已經從某艘船或岩石上脫落下來。我輕輕的將牠們放入水中。坦白說，我對牠們是否能夠活下來，並不抱太大的希望，因為其中幾個藤壺的底部已經斷裂，邊緣鋒利不堪，還有兩個藤壺的「活板門」出現了洞，看起來似乎已經死亡。然而，我還是靜靜地注視著，等待奇蹟的發生。忽然，其中一個藤壺的活板門似乎變暗了一些，微微地打開了。然後，我看見牠開始進食。這一刻，我彷彿回到了三十五年前，重溫了當初那份初見自然奇蹟的震撼與感動。當我目睹這個微小生物享用牠的晚餐時，我的心中充滿了感激：感謝自然擁有修復我心靈的能力。

隔天，我驅車前往馬洛斯海灘。我記得這片沙灘上點綴著令人印象深刻的巨大岩石，而在其中一塊岩石的縫隙裡，我曾見到一條深色、嬌小的魚。那條魚不在任何潮池中，卻仍然活著，當我用一些海藻輕輕觸碰牠時，還微微地扭動起來。我當時十分驚訝，忍不住想：這條魚是怎麼在沒有水的環境下生存的呢？在大學的實地考察中，我知道這是「穴棲無眉鳚」，又稱為「普通鳚魚」或「海蛙（sea-frog）」。只要牠們的皮膚保持濕潤，這些勇敢的小魚就能逃離潮池中氧氣不足的環境，並將自己牢牢地嵌進岩石的小縫隙中。隨著潮水退去，牠們能在這些狹小的空間裡安靜地待上幾個小時，直到潮水再次升起，牠們便能游出來覓食。我對於鳚魚是否仍然棲息在馬洛斯海灘感到非常好奇。在九〇年代，來自米爾福德港的油輪發生過至少一次重大漏油事故。我不禁擔憂，這片棲地是否仍能支持當年那樣豐富的生態多樣性。

從停車場走到馬洛斯海灘需大約要步行一英里，穿過田野，沿著陡峭蜿蜒的小徑走向海岸。一路上，我注意到彭布羅克郡的景觀似乎比我在芬地沼澤區的家鄉少了些乾旱的痕跡。這裡充滿生氣，鬱鬱蔥蔥，就好像我們剛剛經歷的兩個月高溫從未發生過。或許是因為附近的普雷塞利

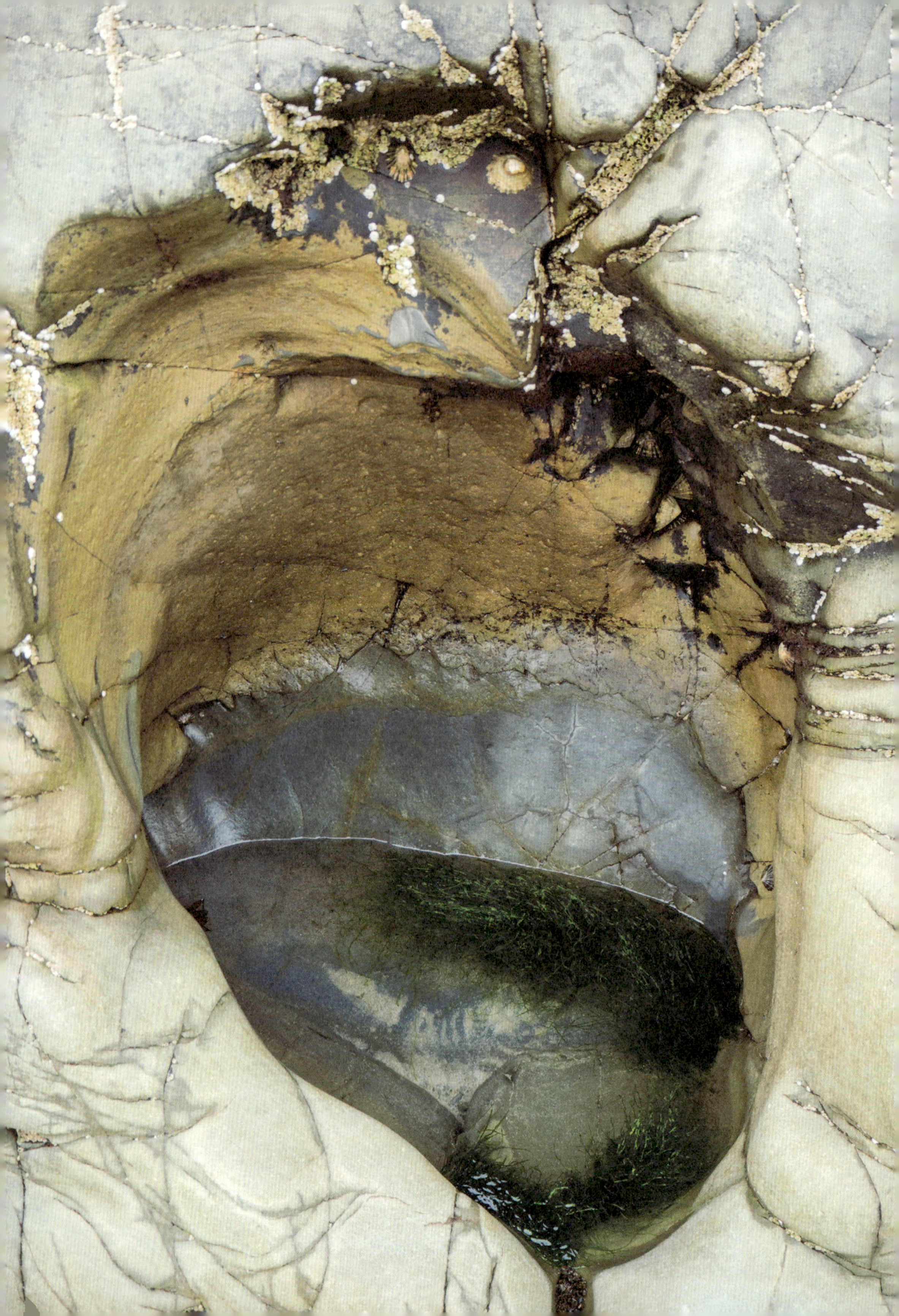

丘陵引發了更多降雨，比英格蘭東部更潮濕。看到這麼多層次的綠色，對於已經習慣劍橋郡乾枯草地的我來說，是一種視覺上的解脫。當我靠近海灘，轉過小徑的一個轉角，眼前出現了超過三十年未曾見過的景象。我被記憶和情感淹沒了：乾燥的海岸草地散發出的清香，懸崖上微妙的海石竹的粉紅色花朵，岩石中困住的海水中一條小魚的游動，乾燥海藻的鹹味，一顆如翡翠般的小海星被我敬畏地捧在掌心。這裡的一切彷彿把我拉回童年，那些在馬洛斯和爺爺的花園裡初次與自然相遇的刺骨歡愉。這種喜悅的重現，正是驅使我繼續活下去的力量。馬洛斯這個地方對我而言，蘊藏著深刻的意義。

馬洛斯的岩石宛如一場地質幻象。由於地殼的劇烈運動，岩層被推翻了九十度，波浪般地起伏不定。巨大的岩石塊被海浪侵蝕得光滑，彷彿史前爬行動物的身體從沙灘中竄出。這些岩石上覆滿了一層如鏈甲般的藤壺，而它們周圍形成的潮池中，生命充盈不息。有些岩石高達數公尺，全部呈現深紅色，芥末黃和灰色的條紋並列交錯著，經歷了數千年的海浪和沙子拍打的磨蝕之後，變得格外光滑。在其中一些岩層中，由於侵蝕速度較快而形成縫隙，長而淺的水池便在這些縫隙中形成，裡面充滿了糖果條紋般的厚殼玉黍螺、等指海葵、錯綜複雜的藤壺覆蓋，還有由藻類、浮游生物、甲殼類動物和魚類組成錯綜複雜的食物網網絡。這些岩石從沙灘上陡然升起，在它

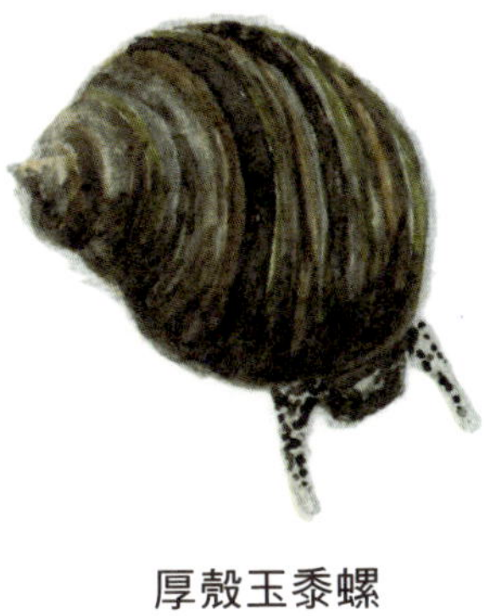

厚殼玉黍螺

〈 彭布羅克郡，馬洛斯海灘的潮池

們的基部形成湍流，從而孕育出深邃的潮池。相比那些只有幾公分深的淺池，這些深潮池在退潮時能容納更多的氧氣，為各種生命提供了更加適宜的棲息環境。

我正仔細觀察著一塊岩石上的深裂縫，繞過它時不小心踏入了一個潮池。池邊的沙子急劇下陷，我差點跌倒。穩住身子後，我低頭望進潮池中。緊靠岩石的地方，水深得呈現出淡藍色，而這裡的生命種類讓人嘆為觀止。我可以看到五、六英寸長的魚在其中快速游動，至少有三種不同的海藻，小群的蝦子在淺水中來回穿梭，而潮池岩石的邊緣點綴著無數的海螺和玉黍螺。突然，一隻小小的的比目魚游出，比五十便士硬幣還小，掠過水面下的潮池。像這些潮池裡的蝦子一樣，牠的外骨骼與沙子的顏色一模一樣，還有些微的淡色斑點。牠的身體隨著肌肉波浪般的擺動，優雅地穿梭於水中。我從未在潮池中見過比目魚，興奮得驚呼出聲。牠滑向潮池的邊緣，輕微抖動身體，攪起一團沙塵，隨後落回牠的背上。瞬間，牠完全隱身於沙子裡。

我已經查看了岩石上的幾個裂縫，希望能找到穴棲無眉鳚，但除了隱藏在裡面的海葵和 笠螺之外，什麼都沒找到。我幾乎要放棄並返回停車處了。當我準備沿著通往沙灘的小徑走回去時，經過一塊最大的岩石之一。岩石上有一條深但非常窄的溝槽，那是

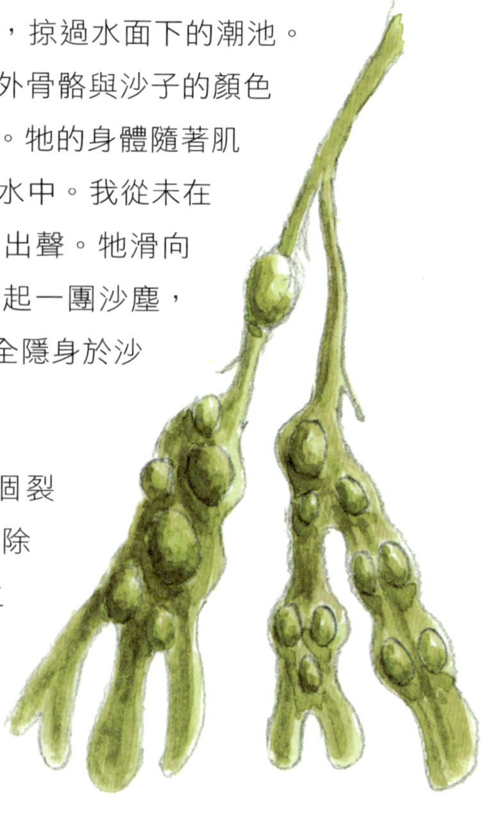
墨角藻

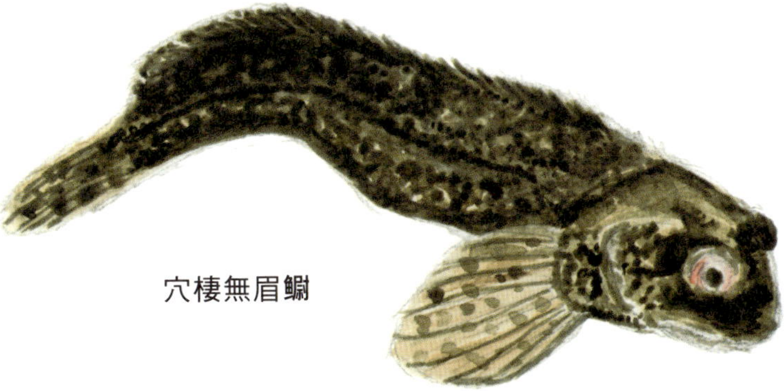

穴棲無眉鳚

因為一層較軟的地質結構被無數次潮汐侵蝕而形成。我探頭向裡望去，一張小小的、黑暗的、蛙狀的臉正帶著憂鬱的眼神回望著我：是一隻穴棲無眉鳚。我像小時候一樣撿起一片海藻，輕輕將它移向這條魚。令我驚訝的是，牠突然猛烈地咬住了海藻的葉片，發出響亮的咔嚓聲，那強健的下顎是專為從岩石上咬下藤壺而設計的。我被這小生物的膽大妄為驚得縮手，內心充滿了興奮。這次與正在進食的藤壺以及藏在岩石洞裡的這條小魚的相遇，喚起了我在彭布羅克郡童年時的經歷，也讓我安心，這些海岸的棲息地依然像一九七〇年代末一樣充滿生機。我這次造訪西威爾斯的海灘就像一劑療癒良方。它讓我感到，自去年秋天以來，我的身心終於恢復了健康。

紅色剪秋羅
矢車菊
峨參
菊苣尾水芹

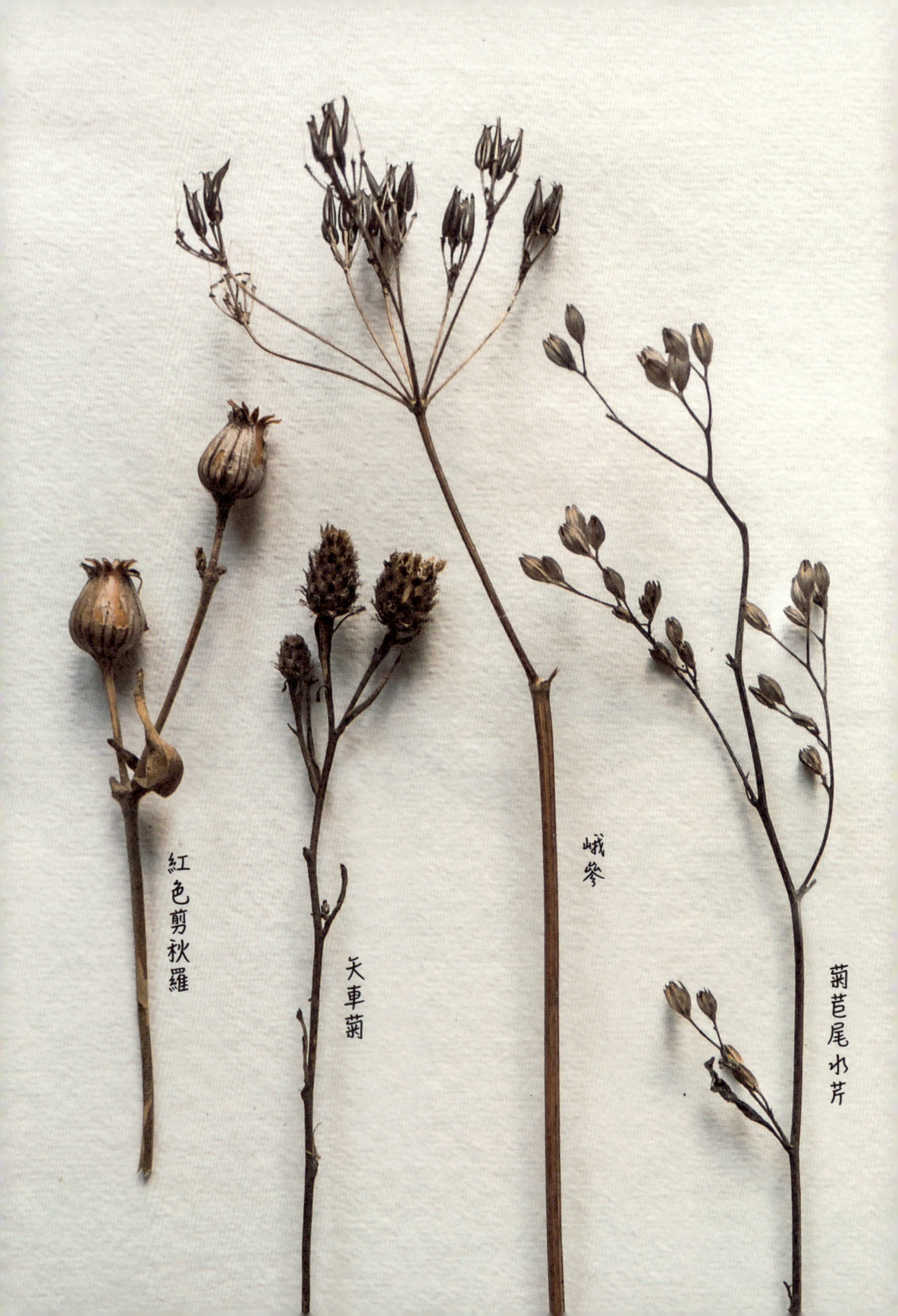

9月

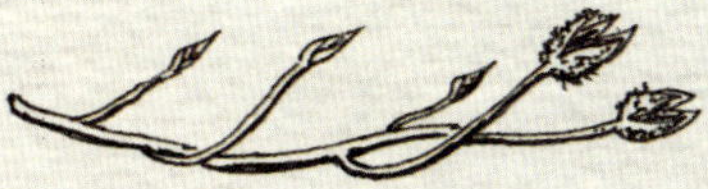

懸鉤子果熟、家燕將啟程

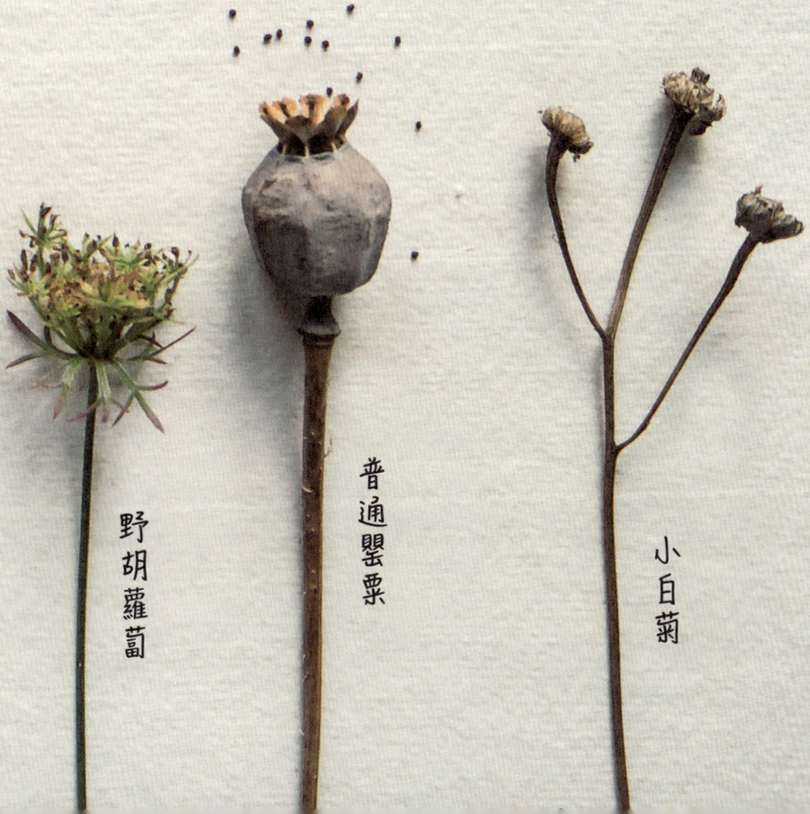

熱浪結束了。八月下旬的暴風雨和傾盆大雨打破了這段高溫期，鄉村景色也正慢慢恢復綠意。陣雨重新喚醒了我在四月和五月播種的切花，它們開始再次綻放。我正坐在我們的花園裡新建的階梯上，周圍是一片明亮的色彩點綴：橙色和黃色的是萬壽菊、粉紅色的花朵則是大波斯菊、藍色則是琉璃苣和矢車菊，以及甜茴香那如夢似幻的黃色花傘。六月、七月和八月的酷熱已由溫和的暖意取代，隨著我們步入秋季，光線開始變得柔和，染上了金色。在過去的幾個月裡，隨著我的持續康復，並著手撰寫這本書，我幾乎每天都會到花園裡坐上幾分鐘。

這是人造的環境。我們將一條狹長、陡峭的土地改造成了四層磚石、木材、草皮和土壤的結構。然而，這裡卻擁有著自然的野性。歐洲河堤倉鼠一家子在小屋旁建了一個地道網絡，小屋裡放著鍋爐。成年的倉鼠每天外出覓食，為牠們自己和我希望藏在花壇表層下的幼鼠們準備食物。幾個星期之前，我從客廳窗戶看到其中一隻歐洲河堤倉鼠像攀爬樹木一樣爬上我們的番茄植株，偷取成熟的果實。我的小女兒一直疑惑為什麼最好的番茄總是憑空消失。一隻年幼的蟾蜍經常出現在後門附近，因為那裡有一塊潮濕的地面；幾隻壁蜂在幾個月前建造的牆壁上，有鑽孔的木頭裡築巢。每天在庭院中都會上演小鳥的故事：駐地的雄性歐亞黑鶇對烏鴉和歐洲椋鳥的怒火；成群的紅額金翅雀和銀喉長尾山雀造訪鳥類餵食器；在植物間悄然行走的林岩鷚，以及藏身於邊界處的常春藤中覓食的歐亞鷦鷯。無數的蜜蜂、蝴蝶、食蚜蠅、瓢蟲以及其他不起眼的昆蟲生活在或造訪這小小數十平方公尺的花園。

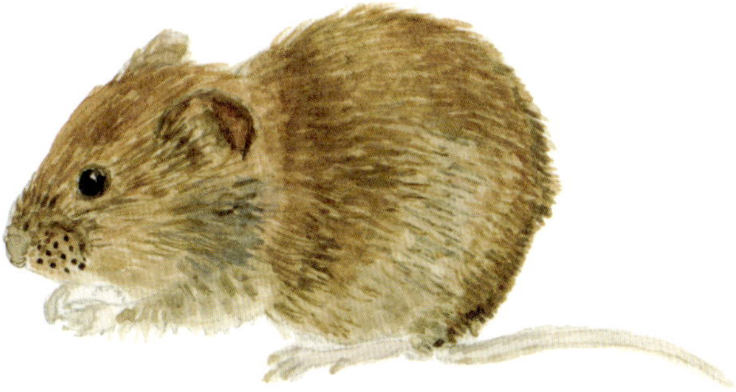

歐洲河堤倉鼠

我讓所有在花圃中發芽的幼苗都有生長的機會，接著再篩選。許多人可能會認為花園某些地方看起來雜亂無章，但我透過這種方式獲得了許多免費的植物。種子隨風而來，或經由鳥類和小型哺乳動物的消化道傳播，有時也藏身於來自跳蚤市場或路邊誠信攤販的花盆裡。我的方法是幾個星期甚至幾個月不除草，然後再移除一些異株蕁麻、大部分的翼薊，以及我能處理掉的所有的田旋花和寬葉羊角芹。大自然似乎非常喜歡我的這一套方法。我的無心插柳之間，讓這片土地變成了各式各樣生物的棲息地，因為我允許這片地方演變成一片植物大雜燴。

觀察庭院裡生物的行為和互動，近幾個月來成為我心靈的慰藉。我就是埃克塞特大學活生生的研究案例：這項研究顯示，觀察植物、樹木，並觀看野生動物的活動，可以有效緩解憂鬱症。無庸置疑，待在自然的環境中對心靈有極大的益處，但即使只是在廚房窗前欣賞自然的點點滴滴，也能在憂鬱症緊緊箝制住你時帶來幫助。

當我捧著一杯茶坐下時，耳邊傳來家燕清脆的喃喃聲，牠們在我頭頂的天空中用飛行軌跡繡出精美的線條。野生酸蘋果的樹上，紅額金翅雀熟悉的鳴唱聲宛如愉悅的低語，圍籬中的歐斑鳩則發出催眠般的咕咕聲。就在這些熟悉的聲音中，一道尖細、銳利且帶有起伏的聲音劃破空氣，回蕩在庭院中。聽起來像是歐亞鷦鷯的叫聲，卻比平時低沉許多，還顯得有些猶豫。我屏住呼吸仔細聆聽，那熟悉的歐亞鷦鷯顫音隱藏在雜亂無章的音符中，隨即漸漸消失。這讓我感到疑

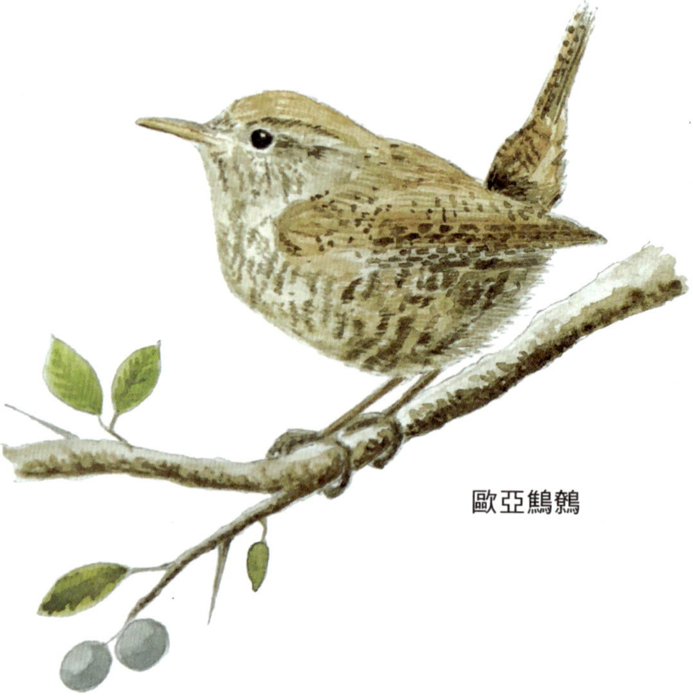

歐亞鷦鷯

惑，因為歐亞鴝鶲在繁殖季節的鳴唱聲是如此響亮、自信，完全不似這麼微弱的聲音。七月時，大多數鳥類在幼鳥離巢後便停止鳴唱。繁殖季初期，牠們會耗費精力宣示領域或吸引配偶，但到了盛夏，這些已經不再是首要任務。取而代之的是，牠們開始換羽，躲藏於枝葉和籬笆中，這讓夏季尾聲的庭園和鄉間顯得格外寂靜，許多鳥類甚至要到隔年二月或三月的繁殖季才會再次開嗓。而我此刻聽到的聲音，正是所謂的「幼鳥鳴唱聲」（sub-song）。科學家認為幼鳥歌曲型是一種「練習」的鳴唱聲，很可能是今年出生的幼鳥，正在初試啼聲。這種不熟練的鳴唱聲因為它的不完美而更顯得迷人，尤其是在周遭寂靜的鄉間中，伴隨著這樣的念頭：或許，這是這隻小鳥生平第一次試著發出自己的鳴唱聲。

直到我在村莊的林地裡發現蜂蘭之前，我對這類植物的瞭解甚少。這些看似異國情調的小花，生長在離我們小屋如此近的地方，激發了我對於，或許是英國最迷人的野花家族，進一步探索的興趣。我發現，在紐馬基特賽馬場邊緣有高大的帶狀蜥舌蘭生長，其斑駁的花紋像爬行動物的鱗片，並散發著一種類似山羊的異味。我去拜訪了四月開花的亞爾丁蘭，這些花生長在布拉德菲爾德森林的空地裡。我讀了關於紫斑掌裂蘭的資料，瞭解它如何與沼澤掌裂蘭雜交，讓植物學家感到困惑；我還凝視著古老森林中那些如夢似的歐洲對葉蘭照片。我曾一直以為，英國蘭花的花期僅限於每年的年中時段；一旦夏季最後一批開花的蘭花在赫布里底群島凋零，蘭花就會從植物學日曆中消失，直到隔年春天亞爾丁蘭再次綻放為止。然而，今年我理解到，還有一種「抓住夏季的尾巴」，這是一種在八月下旬開花的蘭花。

猶如我在「六月於玫瑰盡頭草生地自然保留區」看到的許多物種一樣，旋花綬草生長在未經肥料處理的石灰質草生地中。它需要未受破壞的土壤所孕育的微生物和真菌的多樣性才能茁壯成長。與我今年探索的幾種物種或棲息地一樣，我從推特上得知它的存在，並開始尋找離我們小屋最近的開花地點。我的朋友伊莎貝拉（Isabella）和我決定前往貝德福德郡，一個名為「擊鋤（Knowcking-Hoe）」的小型自然保留區。

我們的目的地沒有任何指示牌。尋找這片保護區變成一次測試，考驗我們能否將幾組模糊的指引、Google 地圖上的零散資訊，以及當地人提到的「一座像麵包形狀的小山」拼湊起來。我們沿著一條標有「私人道路」的路徑開始行走，大約走了半英里後到達一處農場，卻被告知我們正處於擅自闖入的狀態。我不得不承認，在這一刻我心中暗自竊喜。我們竟然因為尋找蘭花而被責備，這聽起來像是十九世紀會發生的事情。我向農場主人道歉，保證我們絕無傷害他土地的意圖，並表示我們會從其他路徑找到通往保護區的方法。

我們從一座穀倉後面冒出，眼前正是……那座麵包形的小山。雖然仍然沒有任何指示牌，但我們直覺這裡應該就是目的地，於是繼續向前，朝著小山基部的一扇閘門走去。田野裡有幾頭牛。伊莎貝拉對反芻動物並不感冒，尤其是那些會在田間奔跑並在階梯後方逼近的牛，因此我們找到了一條右側蜿蜒的路徑，沿著一條連接山頂的山脊前行。小徑邊緣仍有些許晚夏野花的色彩點綴：魔噬花、簇生的風鈴草、歐洲龍牙草以及小巧如白色半邊蓮般的小米草花朵。我們沿著山脊攀爬，眼前的景色隨著高度展開，俯瞰整個郡的美麗風光。天空呈現出珍珠般的乳白色光澤，但大部分區域覆蓋著鋼灰色的陰雲。我開始擔心會不會下雨。

我們抵達山頂，看到了一塊標誌，確認這裡正是擊鋤自然保留區。穿過閘門後，我們沿著小徑橫跨山丘。土地在我們左側急劇傾斜而下。我原本樂觀的以為，應該很容易找到旋花綬草，可能一進入保護區就能在草叢中看到它們。但我們繼續走著，我幾次離開小徑，在四周尋找這種難以捉摸的花朵，但卻只發現野薔薇、零星的玫瑰犁瓔、圓葉風鈴草以及幾片歐洲百里香。雖然這些植物都很美，但我們開始因為找不到蘭花而感到挫折。天空越來越暗，我們感受到第一滴雨滴。我開始擔心我們會不會正在進行白忙一場植物探險，又因為天氣陰沉且只有一件外套而困在山頂，距離停車處還有兩英里遠。我們到達了一處電圍欄，上面設置了一個手工打造、頗具鄉村風格的小階梯。在斜坡陡峭的田地那邊，有幾十面小紅旗插在地上。我猜測這些旗子可能標記了蘭花的位置，於是我們冒險進入田地一探究竟。

當我第一次在推特上看到旋花綬草的照片時，無法判斷它的實際大小，我以為它會像蜂蘭一樣高大而醒目。我小心翼翼地靠近離我最近的一面紅旗，由於田地的坡度非常陡，即使穿著堅固的靴子，我依舊很難保持平衡。我的眼睛捕捉到地面上非常靠近的一排淡色小點，我蹲下來仔細觀察，發

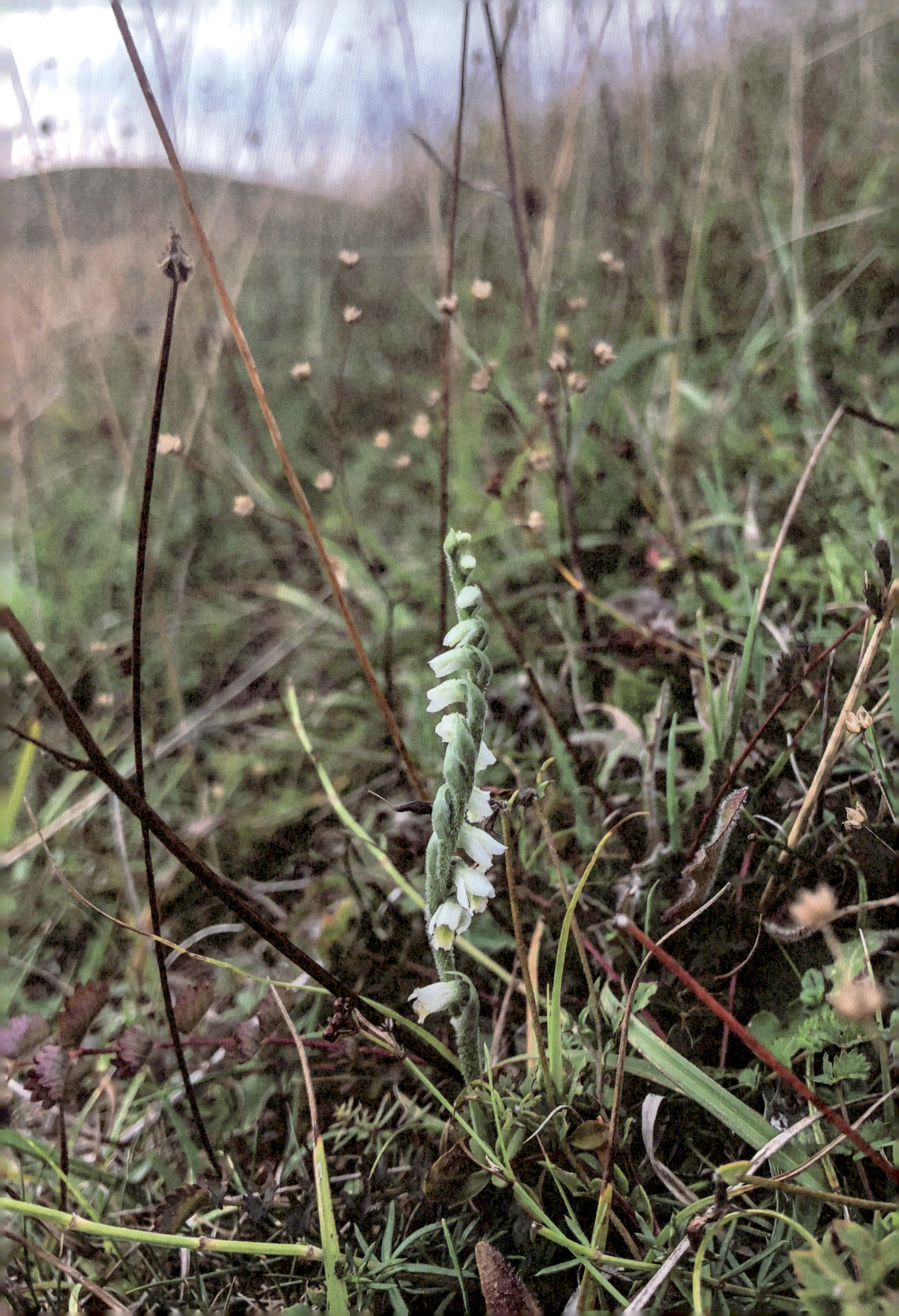

現了一串非常精緻的小型白色蘭花，每朵花直徑僅有五公釐，纏繞在一根如橄欖葉般淡藍灰色的花莖上。葉片上覆蓋著一層極細的絨毛，使它看起來像覆上了一層霜。這株旋花綬草的高度不超過八公分。我從未想到蘭花可以如此嬌小。這個物種在英國相對稀有，因為它需要未經處理的石灰質草生地才能生長，而這樣的棲地如今已十分罕見。我蹲得更低，拍下這株蘭花，以及距離它幾公尺遠，另一株旋花綬草的照片，隱約能聞到它散發的椰子香氣。我轉身對站在斜坡更高處的伊莎貝拉說話，卻發現另一株花朵同樣呈螺旋形，比我第一株看到的還要小，並且沒有被紅旗標記。我在這座山丘上發現了一株未被發現的蘭花。

我透過與年初相同的方式結束了這一年，帶著安妮步行到我們小屋後面的樹林。歐洲衛矛的葉子開始透出粉紅色的邊緣，熟透的黑刺李果實上覆著白霧，愈發襯托出它們的藍色，還有歐洲山蘿蔔的花萼在初秋陽光的溫暖中逐漸乾燥。這片小天地是我生命的一部分，它是我與自然聯繫的基礎，自三月以來在我的康復過程中，扮演了極度重要的角色。從我們的房子到這片樹林只需要步行五分鐘，當世

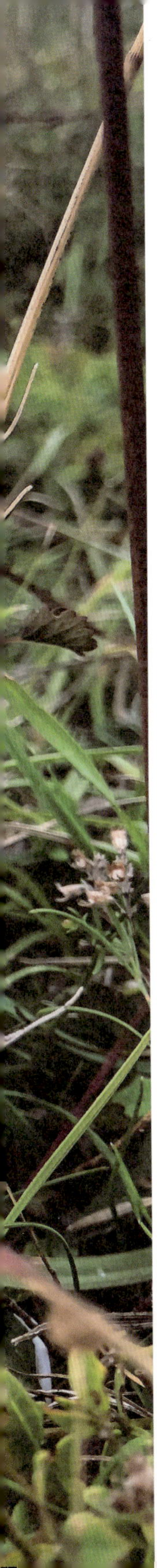

〈 擊鋤自然保留區的旋花綬草

界看起來支離破碎、我的黑暗思想無法平息時，我總會走這條路。當我看到這片土地上生長的常見植物，如白花三葉草、天藍苜蓿、野薔薇、矢車菊、峨參、黑刺李。它們的葉片紋理、花朵細微的色彩點綴，以及多種綠色的層次，都有一種獨特的能力讓我的思緒安靜下來。在這裡的步行路徑對我而言，就像一種由腳步和樹木組成的心靈咒語：熟悉且有節奏的重複，猶如一種森林間瑜伽般令人平靜，並且每次都不盡相同。今天，我看到兩隻潘非珍眼蝶正在一片新疆千里光上方翩翩起舞，演繹著一場晚季的交配之舞；在二月時盛開大片雪花蓮的那片圍欄內的樹叢間，我再次看見了一隻成年山羌。

在這片原生樹木構成的幾公頃土地上，植物開始展現秋天的氣息，但夏天仍然停留在一些細節中，例如纈衣的晚花、淡粉紫色的長莖飛蓬、和糙毛獅齒菊的明亮黃花之中。這是一個季節交替的時刻，而這片樹林美得令人心醉。我與安妮開始往回家的方向走。我知道寒冷的日子即將到來，正如以往那樣，我對冬天的到來感到畏懼，但今年，自然治癒了我破碎的心靈。在三月那最黑暗的一天，是高速公路中央隔離帶上一些樹苗的綠意，改變了我的思緒，將我從自殺的邊緣拉了回來。過去的十二個月是如此困難，以至於感覺不真實、令人恐懼；我對其中的大部分時間都有一種疏離感。但每次我失足時，一隻鳥的出現、或是在樹林中的短暫漫步，都能讓我的思緒從憂鬱最糟糕的表現中脫離。這樣

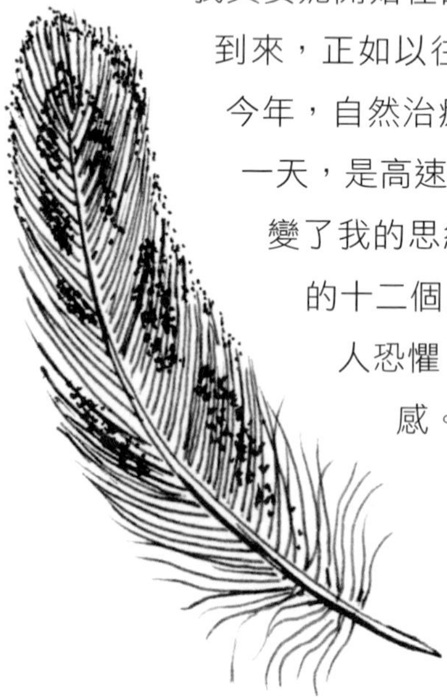

的經驗給了我極大的慰藉。對我來說，野外是不可或缺的療愈藥方，是一張安全網。

這一年以自然作為療癒手段的經歷使我深信，人類可能需要經常置身於自然環境中，才能達到真正的身心健康。我們與土地之間有著古老而深刻的聯繫：我們的演化過程本來就是在野外環境中完成的。或許，正是現代生活中對自然的疏離，導致了如此多的人在精神健康方面面臨困境。

精神疾病的發病率正在全球各地不斷攀升。目前尚不清楚這個現象的確切原因，眾說紛紜：我們與社區結構的隔離增加，數位時代培養了新的社會壓力與對時間的需求，現代飲食改變了我們的大腦化學平衡，當代生活比過去幾代人更加壓力重重。然而，無論其他因素在其中扮演了什麼角色，有一點對我以及許多在這一領域進行研究的人來說是非常清晰：我們與大自然脫節，在這個過程中扮演了關鍵的角色。作家理查．魯夫（Richard Louv）曾經提出，人類的健康，因為我們花在戶外的時間減少而受到損害，特別是兒童的健康。他將這個現象稱為「大自然缺失症」（Nature Deficit Disorder）。我們的狩獵採集祖先將大部分時間花在海岸或樹林間，隨著最早的農民開始定居並耕作土地，人類的生活仍然與環境中的許多元素密切交織在一起：水域、森林、植物以及生活在這些棲息地中的動物。人類正是為這樣的生活方式而演化的。若我們被移植到如此缺乏與大自然接觸的新環境和生活方式中，卻期望不會出現任何負面影響，顯然很不合理。

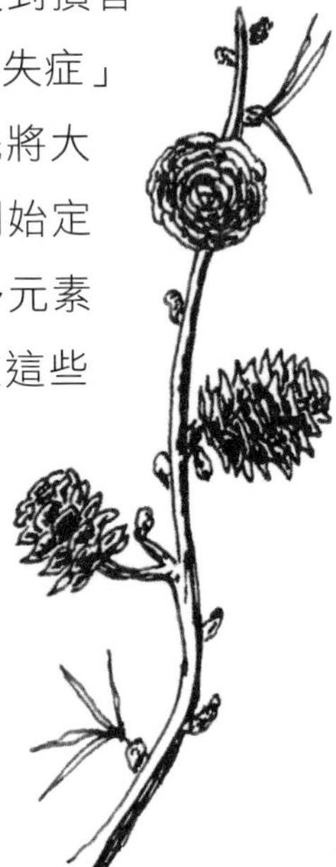

當我們從家中、辦公室或城市環境移步到有樹木、綠意盎然和野生動植物的地方時，體內會發生一系列交互作用的生理和神經變化。這方面的科學研究仍在不斷發展，但已有多項研究顯示，我們可以開始利用自然環境的正面效果來幫助緩解心理疾病。我完全明白，對每個人來說，自然可能無法產生像對我一樣的轉變效果，但我希望，走進大自然散步能成為應對憂鬱症更普遍的選擇；不再視為帶有些許古怪的行為，而是能將這些知識和線索，即人類對戶外自然的基本需求，納入標準醫學和心理治療方法中，作為有效治療心理疾病的一部分。

樹林中的懸鉤子開始成熟，我停下來摘了一些，邊吃邊讓九月的陽光溫暖我的背。安妮將鼻子探入結滿透明紅色漿果的歐洲莢蒾樹下的灌木叢中嗅探。突然，她的鼻子高高抬起，顯得警惕起來，一隻松鼠察覺到她的存在，驚慌地爬上樹幹。牠們對視了幾秒鐘：松鼠在樹上，安妮在地面上，彷彿進行了一場哺乳動物間的對峙。片刻後，松鼠縱身一躍，跳進小徑另一側的櫻桃樹中，消失不見。一隻帕眼蝶落在懸鉤子的葉子上，沐浴在陽光中，一隻南歐藍晏蜓則沿著前方的小徑飛舞而去。

安妮和我悠閒地走過通往家中小徑的最後一個轉角。我聽到右邊傳來一陣喧囂聲，抬眼越過樹籬，看到家燕正聚集在平行的電話線上，宛如五線譜上的音符。牠們正在為即將到來的旅程做準備。不過短短幾星期後，牠們就會離開，告別這一年。

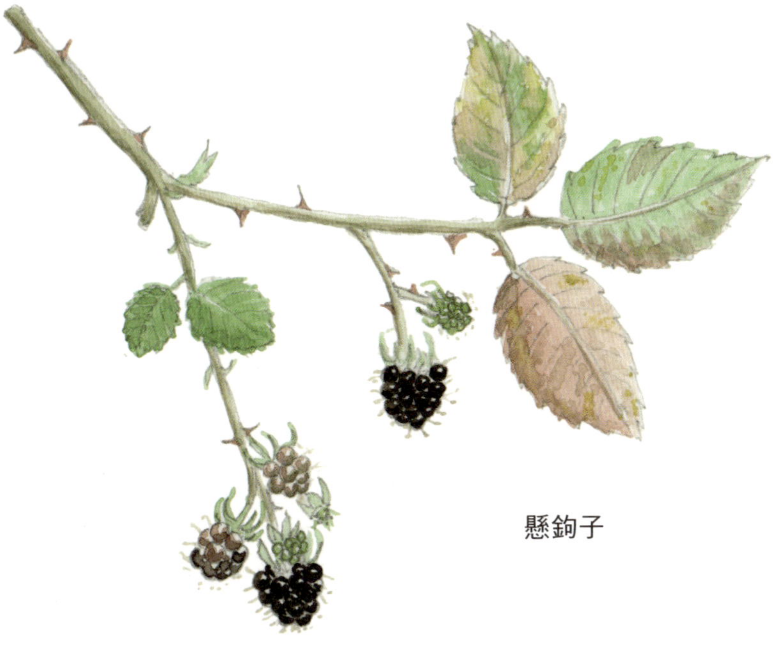

懸鉤子

參考書目

Shepherd, Nan, The Living Mountain (Aberdeen, 1977).

森林浴（Shinrin-yoku）/ 森林療法

Hansen, M. M., Jones, R. and Tocchini, K., 'Shinrin-Yoku (Forest Bathing) and Nature Therapy: A State-of-the-Art review', International Journal of Environmental Research and Public Health, August 2017, 14(8): 851.

芬多精對免疫系統的影響

Li Q., Kobayashi M., Wakayama Y., Inagaki, H., Katsumata M., Hirata Y., Shimizu T., Kawada T., Park B. J., Ohira T., Kagawa T. and Miyazaki Y., 'Effect of phytoncide from trees on human natural killer cell function', International Journal of Immunopathology and Pharmacology, October–December 2009, 22(4): 951–9.

自然地景與人類互動的益處

Beyer, K. M., Kaltenback, A., Szabo, A., Bogar, S., Nieto, F. J. and Malecki, K. M., 'Exposure to neighborhood green space and mental health: evidence from the survey of the health of Wisconsin', International Journal of Environmental Research into Public Health, March 2014, 11(3): 3453–72.

Cox, D. T. C., Shanahan, D. F., Hudson, H. L., Plummer, K. E., Siriwardena, G. M., Fuller, R. A., Anderson, K., Hancock, S. and Gaston, K. J., 'Doses of Neighborhood Nature: The Benefits for Mental Health of Living with Nature', BioScience, vol 67, issue 2, February 2017, pp. 147–155.

Johnston, Ian, 'Human brain hard-wired for rural tranquility', Independent, 10 December 2013.

Keniger, L. E., Gaston, K. J., Irvine, K. N. and Fuller, R. A., 'What are the Benefits of Interacting with Nature?', International Journal of Environmental Research into Public Health, March 2013, 10(3): 913–935.

Velarde, M. D., Fry, G. and Tveit, M., 'Health effects of viewing landscapes: Landscape types in environmental psychology', Urban Forestry and Urban Greening, vol 6, issue 4, November 2007, pp. 199–212.

血清素系統在情緒及情緒障礙的扮演的角色

Albert, P. R. and Benkelfat, C., 'The neurobiology of depression – revisiting the serotonin hypothesis. II. Genetic, epigenetic and clinical studies', Philosophical Transactions of the Royal Society B: Biological Sciences, April 2013, 368(1615): 20120535.

Blier, P. and El Mansari, M., 'Serotonin and beyond: therapeutics for major depression', Philosophical Transactions of the Royal Society B: Biological Sciences, February 2013, 368(1615): 20120536.

Sansone, R. A. and Sansone, L. A., 'Sunshine, Serotonin and Skin: A Partial Explanation for Seasonal Patterns in Psychopathology?', Innovations in Clinical Neuroscience, July–August 2013, 10(7–8): 20–24.

Young, S. N., 'The effect of raising and lowering tryptophan levels on human mood and social behaviour', Philosophical Transactions of the Royal Society B: Biological Sciences, February 2013, 368(1615): 20110375.

腸道菌群與血清素之間的連結

Jenkins, T. A., Nguyen, J. C. D., Polglaze, K. E. and Bertrand, P. P., 'Influence of Tryptophan and Serotonin on Mood and Cognition with a Possible Role of the Gut-Brain Axis', Nutrients, January 2016, 8(1): 56.

自殺腦的生物化學變化

Wenner, Melinda, 'The Origins of Suicidal Brains', Scientific American, 1 February 2009.

資源探索與多巴胺釋放

Barack, D. L. and Platt, M. L., 'Engaging and Exploring: Cortical Circuits for Adaptive Foraging Decisions', Impulsivity, vol 64, 2017, pp. 163–199.

Francis, Robyn, 'Why Gardening Makes You Happy and Cures Depression', Permaculture College Australia, permaculture.com.au.

McClure, S. M., Gilzenrat, M. S. and Cohen, J. D., 'An exploration-exploitation model based on norepinepherine and dopamine activity', Advances in Neural Information Processing Systems, 2005.

重複的手眼運動對血清素的影響

Jacobs, B. L., 'Serotonin, Motor Activity and Depression-Related Disorders', American Scientist, vol 82, no 5, September–October 1994, pp. 456–463.

致謝

感謝安迪（Andy）、伊薇（Evie）與蘿絲（Rose），他們在我完成這本書的過程中展現了無比的耐心與支持。

感謝夏洛特・紐蘭（Charlotte Newland）、瑞秋・馬斯倫（Rachael Maslen）、海倫・艾爾斯（Helen Ayres）、莎拉・菲爾普斯（Sarah Phelps）、伊莎貝拉・斯特里芬（Isabella Streffe）、簡・平克（Jane Pink）、喬茜・喬治（Josie George）和梅利莎・哈里森（Melissa Harrison），在這段時間裡不斷為我打氣和鼓勵。她們的善意對我來説非常重要。

無盡的感謝送給我的經紀人茱麗葉・皮克林（Juliet Pickering），她始終對我的寫作和想法充滿信心；以及我的編輯費歐娜・斯萊特（Fiona Slater），她不懈的指導讓這本書變得更加易讀。如果沒有克萊兒・凱特那令人敬畏、宛如魔法般的設計技巧與耐心，《我被森林療癒了》（The Wild Remedy）與《冬日手作》（Making Winter）都無法如此美麗動人。

若沒有在推特與 Instagram 上結識的朋友們的支持與鼓勵，這本書或許根本不會誕生。謝謝你們。

最後，我要感謝安妮，我那稍微有點味道又毛茸茸的夥伴，她永遠樂意與我一起散步。

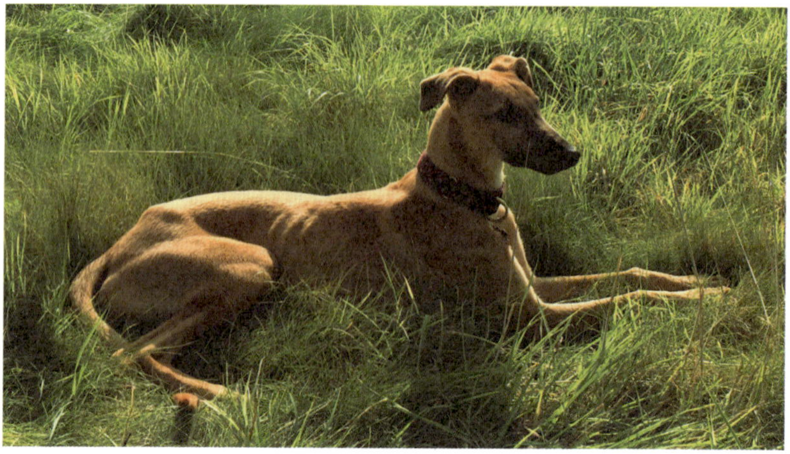